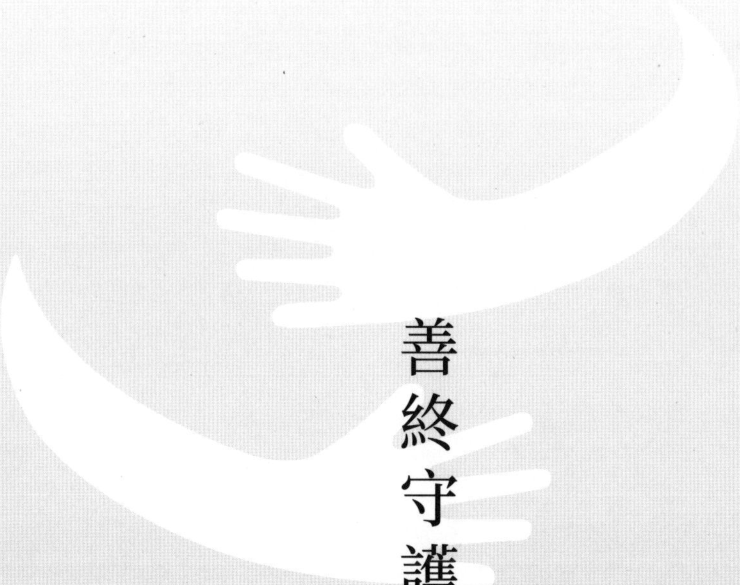

善終守護師

看取り士
柴田久美子——著
洪金珠 譯

推薦序

「善終」是人間至福

趙可式（台灣安寧緩和療護推手、成功大學醫學院名譽教授）

到了我這種已過七十歲的年齡，對人生只有一個最重要的願望，就是能夠得到「善終」，其它什麼都不重要了！

生命歲月經歷過漫漫長路，嚐遍酸甜苦辣各種歷練，紅塵滾滾也激不起心靈波濤，唯獨對死亡希冀著一份深深的盼望，當此生走到終點，可否給我一場平安尊嚴的謝幕？

就像本書作者柴田久美子的描述，她曾親眼目睹臨終者「生不如死的地獄場景」，因而起心動念成為了「善終守護師」。我也是因為經歷太多不得好死的「歹終」病人，才義無反顧地投入「安寧緩和療護」。

近四十年來，我在安寧病房內外，親眼看到無數「善終」與「歹終」的活生生實例，歷歷如繪，趁此機會做個整理：

層面	善終	歹終
生理（身體）	症狀控制佳，身體無痛苦，舒適護理，保持平安與尊嚴。	各種症狀折磨，如疼痛、呼吸困難、噁心嘔吐、腸阻塞、水腫、破傷、便秘、腹瀉、失眠、暈眩等等。
心理（情緒）	無恩怨情仇的糾結，情緒平穩喜樂，做好四道人生：道謝、道歉、道愛、道別，心願已了，無憾無悔！	未消化的恩怨情仇都湧上心頭，又無能解鎖；憂鬱焦慮，來不及四道，無盡的遺憾與悔恨！
社會（關係與連結）	愛人也為人所愛，滿意的社會關係，雖死亡也不會消除連結。	與家人親友關係斷裂，無人可以去愛也不為人所愛，被孤獨感淹沒。

靈性（生命意義）	此生有意義，心滿意足，與天人物我的連結順暢，懷著希望，深度的平安。	此生荒謬，毫無意義，與天人物我的連結斷裂，恐懼絕望，不平安。
其它（如臨終的場所與環境）	臨終的場所溫暖美好，靜謐安詳，備受關懷照護，尊嚴如同君王！	臨終的場所與環境令本人厭惡，孤苦伶仃、無人關懷照護，如垃圾般遭遺棄。

由此可見，能得「善終」是人間至福，無論在生時活得多麼光彩亮麗，若在人生的尾聲落得如同上述的「歹終」光景，那是多麼悽慘呢！

柴田久美子在書中勾畫了她精彩的人生，前半生她沐浴在父母親豐沛的愛中，也可能造就了她後來能有如此廣博的愛心去作為「善終守護師」；後半生她遭遇坎坷，失敗的婚姻及親身子女也不願跟隨她，流浪多時才找到安身立命之處，如此經歷方能與一生磨難的臨終病人「共情」，懂得他們的苦楚，而陪伴在側！

現代世界各國皆已推展的「安寧緩和療護」，目的就是為幫助「三善」：臨終者善終，失親者善別，在世者善生！而落實的實踐則需要「四全照顧」：全人（包括身、心、社會、靈性各層面）、全家（照顧是以家庭為單位，家中有老有小，都需要協助）、全程（包括失親者的悲傷撫慰）、全隊（包括醫師、護理師、社工師、心理師及志工等團隊）的照顧。因為每個病人、家庭都有不同的需要，必須集合全團隊的力量，才能提供有品質的照護。

柴田久美子本身並無醫療專業背景，只做過老人院的看護，但「願有多大，力就有多大」！不過書中有些論點我並不贊同，也不符合「安寧緩和療護」的專業學理，例如她寫到，善終守護師在現場的工作有四項重點：

「一、與臨終者肌膚撫觸；二、不斷演練『傾聽』、『複述』、『沈默』；三、不斷以『沒事，沒關係！』來安慰問候；四、與臨終者『同步呼吸』。大概可以說是讓人幸福歸去的『製作人』吧！」

以上四點一方面過於簡化了對臨終者全方位的身心靈照護，另方面第一與第三點都有商榷的餘地。許多臨終病人因著生理的變化，可能發生感覺異常，連輕輕撫觸都非常敏感不適，所以需經過專業醫療人員的評估是否適宜「肌膚撫觸」，通常在安寧病房我們會告知志工們哪位病人需小心不要做撫觸。第三點則為同理心的禁忌，一律用這樣的安慰語恐怕不盡適合病人個別的需要，仍應評估病人實際狀況再予以協助。

儘管如此，但她的宏願——「期盼著一個社會的到來：人人皆可得到一份理所當然的幸福，也就是在懷抱中出生，也在懷抱中死去。我以此為志。」——實在令人敬佩，所以為之作序。

柴田久美子在日本成立了「社團法人日本善終守護會」，雖在主流的日本醫療專業領域仍未見其地位，但在超高齡的老人社會中，確有其存在意義。在台灣，有許多懷著大愛作志工的朋友們常問：「我不是醫療專業人員，但我有心想要助人善終，我可以做些什麼呢？」那麼我就會介紹本書，請他們閱讀。

本書提出的善終守護師的工作內容有：提供二十四小時的陪伴，支持他們平安踏上歸途。為了讓臨終者幸福地度過最後日子、不餘懊悔，他們會與本人商量從終末治療（已無復原可能性）到入殮前的所有準備工作，並與遺族們一起做最後守護送行，讓臨終者依自己意願的方式踏上歸路。具體內容包括與醫師聯絡協調、安排墓園、葬儀告別式等安排、企劃在何處以什麼樣的方式迎向人生終點等等。最重要的是不會讓獨居、但想在自宅或其它希望地點臨終的病人「孤獨死」！

本書為讓更多人知道「善終守護師」的存在及價值，而敘述了許多真實的故事，這些病人賜予柴田久美子寶貴的經驗，也是推動她前進的力量源頭，與他們相遇的珍貴緣份給了作者深刻的愛與感動。

這與台灣千千萬萬從事「安寧緩和療護」的團隊同仁一樣，就是因為一個個與病人、家屬的共情、共融與連結，才能長久與臨終及死亡為伍，無怨無悔地侍奉病榻前啊！

（編按：關於臨終者疼痛處理及肌膚撫觸問題，本書作者的經驗與看法說明，請見P.111。）

推薦序

善生善別而能善終——安寧療護與生死教育經驗談

許禮安（台灣安寧照顧協會理事、高雄市張啓華文化藝術基金會執行長）

照顧

人和人之間的對待是互相的，真心誠意的對待，病人和家屬都感受得到。因此，我們在照顧末期病人與陪伴家屬的同時，經常也被末期病人貼心照顧、被家屬溫暖陪伴。

民國八十五年八月，我在花蓮慈濟醫院開辦「心蓮病房（安寧病房）」，起先病人不多，我一早七點就來上班查房，下午沒有門診時再查房一次，晚上值班時查房第三回。結果有位末期病人阿公可能一直看到我，跟我說：「許醫師，你趕快去休息，你從早到晚工作，這樣會早死。」我演講時開玩笑說：「末期病人對主治醫師說：你會早死！應該是怕我先累死了，就沒人可以好好照顧他吧！」

我們安寧病房裡面有餐廳區，病人和家屬可以離開病房來用餐，醫護人員和志工也可以在這裡吃便當，像一家人在一起生活著。家屬有時會跟護理師說：「你這麼瘦，這隻雞腿請你吃。」我都說：「還好我民國八十一年就開始吃素到現在，雞腿不關我的事。」不過，有時家屬跟我說：「許醫師，都下午一點了，你怎麼還沒去吃午餐？」好像我們的一舉一動，隨時都被許多家屬監看著也關心著。

民國九十三年七月，我「轉進」衛生署花蓮醫院擔任家醫科主任，努力了一年半，在民國九十五年元月，開辦我的第二個安寧病房。我太太當時懷孕，在醫院工作同時在安寧病房當志工。午休時，我太太就到安寧病房陪伴末期病人，有位阿嬤才不管自己是末期，一直叫我太太去睡午覺，阿嬤說：「別擔心，我會叫你起床上班。」因此我都說：「我兒子的胎教是在安寧病房做的。」

當你願意把病人和家屬放進心底，他們就一定會把你看進眼裡！

善終

所謂的「善終」其實是「美化的死亡」，是假設有一種「標準而美好的死亡形式」。安寧療護專業人員不可能讓所有末期病人得「善終」，就像老師不可能把所有孩子都教導成「模範生」一樣。第一線的安寧醫護人員和志工都知道：「善終」經常只是部分真實，可能罕見或稀有，就像一個班級通常頂多只有兩、三位學生可以競爭「模範生」而已，其他大多數都只是「普通生」。

有位末期病人想回家，太太無論如何就是不願意讓老公回家。

這是年輕的窮小子愛上千金大小姐，克服家長的反對，努力奮鬥終於當上銀行經理的浪漫愛情故事。溝通多時仍無法改變太太的決定，我們只能看著病人臉上哀怨無奈的表情。我後來只能用佛教的「定業難轉」來自我安慰，至少我曾經努力過，可惜我功力太差轉不動。「善終」不能拿來當成是目標，因為不是「只要努力就一定會成功」。

有位末期病人是保險業務員，因為病情穩定鼓勵她出院，不談出院都沒事，一談她就會開始說身體不舒服。後來才知道：她投保高額癌症險，住院一天可以領五千元，一個月有十五萬元，比我當時擔任家醫科主治醫師的薪水還要多，因此終究還是出不了院。現況是：家裡沒人，或有人也沒能力照顧，就送安養機構，有家歸不得。等到末期時，安養機構又不能讓人在那裡死，一律送醫院。

日本有一首銀髮諷喻短詩：「三十年，我終於還清房貸，然後住進了養老院。」這是現代老人的寫照與悲歌。

陪伴

在追求「善終」之前，應該要學習如何「善生」與「善別」。人活在世界上，必然會面臨「生離死別」。

死亡的順序通常是從「他死（跟我無關的他人死亡）」，到「你死（與我有關的親友死亡）」，最後是「我死」，即使運氣好到都沒有遇到親朋好友死亡，卻一定免不了要面對自己的死亡。我的恩師余德慧教授說：其實「家破人亡」是人生的定局，但是因為我們把「家破人亡」想得太悲慘，因此我們每個人的結局都會是悲慘的！

我演講安寧療護時，經常有學員說：「我要去幫助末期病人。」

我不客氣回答：「你最好幫得了你自己，再去幫助親友，然後才有可能幫助末期病人。」在死亡之前，任憑誰都無能為力，每個人都自身難保，怎可妄想有能力去幫助末期病人。

所謂「人之患在好為人師」，要拋掉「助人意識」，那是自以為是、高高在上的「助人者」，把對方矮化成悲慘無助的「受助者」，佛教稱為「貢高我慢」。

我建議自降一階，與對方平等的姿態是「陪伴」，用生命來陪伴生命，並不是末期病人的生命比較寶貴，而是你願意花費自己的生命時光，平等地去陪伴末期病人。如果你願意，應該再降一階就是「學習」。末期病人都是我的「生命導師」，他們是「示現病苦」的菩薩或天使，不管是透過言教或身教，用最後的生命時光來教導我，都是我必須虛心學習才可能有收穫的。

觀念

家屬經常都說很忙，大人要上班、小孩要上學，把末期病人送到安寧病房，就以為盡到責任。我跟家屬說：「我們有再多資深、受過足夠訓練的安寧志工，都比不上你們家人的親情陪伴！」我在母校高雄醫學大學開課「生死學與生命關懷」已超過五年十回合，幾乎每屆都有大學生寫道：「小時候跟阿公阿嬤（或外公外婆）住在一起很親近，老人家已重病，父母怕影響學測就不告訴我，等我考上大學已經沒機會陪伴了！」

大人都說：「醫院或安養機構病菌很多，小孩抵抗力不好，所以不要帶孩子去探病或探望。」我認為：學測今年沒考，明年可以重來，老人家今年沒有陪伴，明年你要去哪裡陪伴啊？難道要去「觀落陰」到「陰曹地府」嗎？大人的腦袋真的很有問題：工作和學測考試成績竟然比親情陪伴更重要！我提醒安寧志工：有家屬在場的，就盡量把時間空間讓給家屬，沒有家屬的末期病人，才需要你們讓他不孤單。安寧志工是要「補位」，不是要來「卡位」！

台灣現在的社會觀念，對於末期病人的家屬要求不急救，認為一定是不孝、不想照顧或是急著要分遺產，所以家屬只好對醫師堅持救到底，或是不肯吭聲表示意見以免揹黑鍋。如果未來社會觀念改革成功，讓輿論變成是：明明親人已經末期，家屬竟然要求急救到底，很可能是跟親人有仇，非得把他折磨到死為止不可！那麼家屬就可以勇敢甚至理所當然提出不急救，不用有心理壓力。

我常說：「要改變一整個世代的觀念，至少要花三十年的時間，所以我從來不急著看到結果。但是現在不開始，就永遠都不可能改變。」

現實

柴田久美子《善終守護師》分享她個人的生命經驗，以及陪伴許多臨終者安然自在走完人生旅程的故事。

我相信：當中必然有許多不得「善終」的臨終者案例，以及「不足為外人道也」的艱辛奮鬥歷程，因此這本書只有呈現部分的真實。畢竟我在花蓮開辦過兩個安寧病房，付出全副身心與青春的生命時光，在安寧療護的第一現場至少超過十二年，深知現實的殘酷與處境之艱難。

柴田女士說「善終守護師」是由她發執照，國家未承認，這種執照在台灣恐怕無法得到民眾與家屬的信任，而且善終守護師的服務有鐘點費制度，台灣全民健保「俗擱大碗」、免費「吃到飽」，民眾被養刁了胃口，要家屬自費根本不可能；不過其免費「天使義工團隊」作法倒是比較可行。

有位末期病人是大地主，住進安寧病房接受疼痛控制，病情穩定後出院。回家後一週內，我們就去家裡進行首次「安寧居家療護」。

病人的太太聽到居家護理師說：「每次要收交通費一百五十元（其實和帶病人去看診的掛號費一樣多）」，就跟我們說：「因為病情穩定，下次可不可以請醫師護士不用來，只要叫志工來就可以了。」我聽到的言外之意是：「醫師護士要錢，但是志工免費。」

插管

去年資深藝人安迪五十七歲、裕隆集團董事長嚴凱泰五十四歲，因食道癌病逝，英年早逝令人惋惜。我從事安寧療護已二十四年，更關心的是：兩位竟然都是插管而死！根據新聞報導：安迪被插管搶救將近一個月，嚴凱泰可能被插管折磨超過兩個月，死神才終於得手。柯文哲醫師說：「人只有兩種死法：一種是有插管，一種是沒插管。」我則說：「人只有兩種死法：一種是有準備，一種是沒準備。」

我比較納悶的是：這兩位公眾人物為何都沒接受安寧療護？是因為「太年輕」，所以還不能死？也許是家屬不願意放手？還是因為不知道甚至沒聽過安寧療護？可能醫護人員沒有告知病人與家屬：要考慮開始進行「安寧療護」？明明知道食道癌已經末期，不肯承認醫療必然有極限，為何一定要用插管來為病人（親人）送終？

陶大偉、孫越、張小燕「三劍客」，曾幫安寧照顧基金會拍宣導廣告：「對於死亡，要看、要聽、要說」。可惜根據新聞報導：陶大偉肺癌病逝，並未住進安寧病房，孫越因慢性阻塞性肺病被插管，好像沒脫離插管就過世。我現在只能期待：張小燕將來萬一末期時，可以住進安寧病房，幫「安寧療護宣導」拍最後一個公益廣告。

提醒

我不想詛咒任何人，只想要提醒社會大眾，就像我演講時總要提醒醫護人員一樣：「醫護人員的身分是暫時借用的，我們有一個最真實的身分：就是有一天我會成為家屬，最後總有一天我自己會變成末期病人。」我前年發現一個真理：「末期病人都希望不要繼續受折磨，可是家屬卻希望和親人長相左右，於是家屬就會聯合醫護人員繼續折磨末期病人到死為止！」現在一面倒的聽從家屬的決定，將來這些家屬成為末期病人時，難道要說是他活該被折磨到死嗎？

我真心希望以後看到公眾人物逝世的新聞都是：在某醫院「安寧病房」安詳離世，或在自己家中接受「安寧居家療護」，在親人朋友的環繞下，安詳自在的往生。最好不要是這樣的下場：在急診被醫護人員積極搶救數小時後宣告無效，或在加護病房被插滿管路、接滿監控儀器、五花大綁，飽受痛苦折磨後終於離開人世。

我一直覺得：台灣前輩醫師少做一件大事，就是醫療常識的社會教育！

民眾不知道急救的真相與慘狀，在急診或加護病房，醫師通常問家屬：「現在有生命危險，要不要急救？不救會死喔！」家屬當然都說：「一定要救！」假如醫師願意接著說：「但是急救可能救不活，而且會死得更慘喔！」家屬可能就會改變決定。

我去年開始幻想「奇蹟出現」：假如我是衛生福利部部長或健保署署長（這恐怕需要有天大的奇蹟啊），我就下令全國所有醫院：在急診室和加護病房外面加裝電視，二十四小時輪播由衛生福利部製作的三分鐘急救現場紀錄短片，在決定要不要急救之前，讓家屬自行去觀賞三分鐘，應該病人的下場就會變得不一樣。不只可以減少浪費醫療資源、減輕病人臨終受苦，還可以讓家屬與社會大眾獲得機會教育和終生學習。

導讀

喚醒沉睡的愛，生命接力重生

梁正中（「善終守護傳習中心」發起人）

十二年前，家母積勞成疾，導致嚴重胃病、心臟病、深度憂鬱症、間歇性呼吸停止、睡眠障礙等，多方求醫無效，瀕臨絕境。我於是放下所有工作，打算專心陪伴母親面對「臨終」。為分散她深度憂鬱的焦慮，我從早到晚不停地跟她講話，提振她的精神，每天似乎都是最後決戰。如此和母親朝夕相處半年多，沒想到母親的狀況竟慢慢好轉。

有一天，母親大夢初醒般、突然對我說，各種病苦其實是自己身心不良習慣累積的後果，如果這次她能過鬼門關，餘生一定要重新生活。

十多年來，母親以頑強的意志步步走出病苦，如今年近八旬，身心日益安詳，不斷展現精彩的生命力。

陪母親經歷這場生死大考後，我也開始認真思考自己的生命及死亡問題。以現今一般平均壽命來算，我也只能再活三十年左右，大約一萬天，死亡並非遙遠的未來，我必須開始接受、正視、尊重死亡，探索「死亡」；進而思考：我為何而來？為什麼活著？人生究竟圓滿的「活法」是什麼？

承蒙不可思議的因緣，我有機會赴日本各地參訪，並向代表「匠人精神」的秋山利輝先生、「掃除道」開創先鋒鍵山秀三郎先生、自然療法大家東城百合子老師等多位「平常日用皆道」的高人，學習如何究竟地生活。

三年前就聽說日本有位矢志追隨德蕾莎修女的柴田久美子女士，發願助人善終，已有兩百多人在她懷抱中平靜辭世。作為處理死亡（與生命）相當有經驗的人，是如何理解死亡的？又如何面對著死亡而生活？帶著這樣的問題，二〇一八年四月，我第一次見到了柴田老師。

本來想像柴田老師強壯無比，不料她身型嬌小、氣質飄逸，握手時甚至錯覺她輕得快浮在空中。她永遠面帶溫暖、慈愛、親切的笑容，雙眼時常笑得瞇成細縫，讓人一靠近就不知不覺放鬆，很快被特殊的氣場融化。

柴田老師曾讓我體驗一下「臨終關懷」。我按指引坐在榻榻米地板上，然後躺下，把頭枕在柴田老師的腿上，靜默止語。柴田老師輕聲提示我，觀照自己的呼吸，她似乎也在調整自己的呼吸。幾分鐘後，我雜念消失，只聽到自己的呼吸和她的呼吸同頻，心跳也一起律動。

這時，柴田老師以豐富的現實經驗說明：「通常再『難死』的人，到了這樣『同命運、共呼吸』的狀態，身體會越來越軟，面容全然放鬆，表情柔和，此時就表示這個人即將撒手離去了。」

柴田老師出生於日本素有「神話故鄉」之稱的島根縣出雲市。從小常隨媽媽去神社參拜、看媽媽佈施殘疾窮人；爸爸則教導她「言語有靈」，必須謹慎遣詞用字、言而有信。幼年她常因哮喘發作而透不過氣。小學四年級有一次嚴重發作，媽媽擔心得整夜一直抱著她，半夜累得打盹了，而她醒著在寂靜中感受媽媽懷抱的溫暖和呼吸的輕柔，第一次強烈地感受到母愛，沉浸於幸福喜悅之中。剎時，她有一種特殊體驗，感覺「靈魂」離開身體，飄到天花板上，如一只眼睛靜靜注視母親這樣抱著自己。期間來巡房的醫生說當夜是危險期，但她毫不害怕，宛如進入另一個美好世界。從那時起，她不再恐懼死亡了。

後來她和一般人一樣長大、成家立業。因個性傾向，她力求事事完美，但家庭和事業難以平衡，以致長期處於焦慮不安、左右為難又自責的惡性循環，最終對生命失去熱情，甚至一時衝動做了錯誤的選擇——自殺，所幸被救回一命，然而婚姻隨之告終，與三個孩子就此分離。她心緒一片灰暗，什麼也沒帶便離家出走了。

爾後，她與第二任丈夫重新創業，奈何生意一直不好，經營得很辛苦。有一年耶誕節，她決定將當天營業額全數捐給老人之家，沒想到店員比平常更有活力，營業額很高，客人和媒體好評如潮，一股久違的暖意湧上了她心頭。某日半夜就寢前，突然聽到一個莫名的聲音說：「愛，才是活著的意義！」（後來她才知道這是德蕾莎修女的話語）那聲音如此清楚，讓她驚坐而起，但環顧四周，不見人影，唯腳邊隱約有一縷光，閃閃發亮。當下某些被遺忘的東西又瞬間恢復。「我的心被照亮了，一片晴空萬里，一切不安消逝無蹤。」隔天早上，她關了店，決定遵循「上天的隱喻」重新生活。

一九九三年，懷抱著讓老人幸福善終這個理想，她開始去養老院擔任看護，然而卻目睹了許多悲慘的現實：在延續生命的名義下，許多人最後被送進醫院裡、全身插滿管子，即使是私立的高級老人之家，也沒有平靜地死去的自由。她因而決心去沒有醫院的離島，在那裡幫助人們實現「人生最後1%的幸福」——善終。

最初無人光顧，第二年，她接到電話，媽媽要請她為自己的善終做守護。就這樣，媽媽成了她全心投入善終守護工作的第一位服務對象。兩星期時間裡，母女倆朝夕相處，這次換成了她日夜懷抱著母親。最後媽媽走的時候，如嬰兒般潔淨，還帶著微笑，讓家人都深感幸福。

在眾人懷疑的目光下開創的善終守護事業，無人理解、乏人問津，是媽媽的無條件支持鼓舞了她，也是媽媽以親身教導了她善終守護的深意。雖然創業快速耗盡積蓄，接著發現罹癌，第二次婚姻又宣告破滅，一連串打擊接踵而至，但這次柴田老師沒絲毫退縮，因為心中的「愛」已然覺醒，「傳遞愛」成為她活著、並奮鬥不息的源源動力；媽媽幸福的善終更是她的護佑。

憑著這份真誠信念，柴田老師漸漸和島上老人建立了互信，親如家人，她創立的「平安之家」以二十四小時家庭式照顧，提供島上老人家善終陪伴服務，也終於實現她「讓人在溫暖懷抱裡以道謝互相告別」的理想。

另一方面，孤島獨居的日子清貧簡單，不知不覺間也中止了過去混亂生活的惡性循環，讓她在嚴格自律的作息裡，更進一步堅定報恩的願力與行動，並與離散的子女重新且從心聯繫。

日本近年每年死亡人數都超過百萬，且正逢嬰兒潮世代凋零而呈增加趨勢。柴田久美子深感善終守護的工作責任越來越大，因而毅然離開本想終老的小島，把目光投向了全日本。八年來她奔走日本各地，相繼成立了日本善終守護會和另外六個善終研究機構，在日本各地培養了三百多位善終守護師，目前正在岡山建立服務社區的善終守護系統和善終守護師培養基地，希望能在二〇二五年前，為日本培養出一千位善終守護師。

二〇一六年前，柴田老師第三度罹癌，她認為這是老天提醒她要加快步伐。為此，她設立了更遠大的目標，要讓日本全民接受生死觀的教育。二〇一八年八月，我和她再度見面時，她正計畫拍攝一部電影，以喚醒日本民眾及朝野上下對善終議題的重視。二〇一九年三月十日在電影首映會上，我有感而發：「柴田老師用她天使般的愛，喚醒了我們心中本自圓滿的愛。我深受感動和啟發——超越自我慣性，讓愛重生，活出愛的每一天。柴田老師不但超越癌症，還把愛帶給自己和身邊每一個人，桃李滿天下，正是愛能激發生命活力的見證。」

過去幾十年，我經歷了中國大陸、港台、美國、日本等地的學習、工作和生活，發現華文世界對於死亡的教育和關懷，除了少部分地區和少數人，一般來說都相當忌諱、迴避，遭逢家人病危臨終，第一個念頭總是快送進醫院，似乎這樣才可安心了事，但其實許多臨終者及其親屬，大都無奈地在醫院陷入恐慌悲痛的絕境。生死這堂課人人遲早都得上，有人用自己的生命上課，有人從親人身上學習，這些都是深刻的體驗。

我曾從書上找答案，但認識不深刻，通過和柴田老師多次的交流學習，我體會到人出生時就已註定死亡，但死亡並非喪事，也不是喜事，而是一件「死去活來、生命接力」的莊嚴大事。這一生一次的死亡正是「向死而生」的機會——從沉睡的愛中醒來，亡者「往生」，生者「重生」。「善終」並非無痛無病而死，有病有痛也可善終，關鍵在生死觀明確、正念分明，臨終可以很莊重也很尊嚴。

我們可以和柴田老師一樣，由自己或親人的生死考驗中，轉化並提升這無從逃避的境遇。人生謝幕時，人們會把生命的能量交接下去，那種場面不是悲傷，而是充滿愛與喜悅的時光。

柴田老師相信「人人皆可得的一份理所當然的幸福，那就是在懷抱中出生，也在懷抱中死去。」受柴田老師大愛大願的感召，以及祝福我年近八旬的父母和天下父母都能善終的心願，還有對自己「重生」的感恩之情，我發起成立「善終守護傳習中心」，期盼一石擊起千層浪。

諸君手上這本書，是一本經驗過數百次臨終現場、與數百位「歸人」攜手合作才完成的書。這本書對願意探討人如何活得幸福快樂、死得平安自在的讀者朋友，一定有所幫助。中國大陸和港澳台地區都開始步入老齡社會，希望此書能喚起華文世界更多人對「善終」的重視，甚至激發有識之士一起來探索實踐家庭和社會的「善終守護」。

作者序

善終守護是為了生命力的交棒

我從事看護工作已經二十六年了，進一步成為「善終守護師」也已經八年。善終守護師的職責是，陪伴臨終者直至生命的最後一刻，過程中盡可能體貼照顧，並幫助親友好好與之送別。

在看護現場，我曾看到一些養老院雖然設備高貴，但老人家最終並沒能如願依照自己期望的方式離開人世，因此轉而堅持投入真正的善終守護服務工作。

最初，我在島根縣的離島獨力開展業務，後來連結了一些志同道合的夥伴共同努力。我們於二〇一二年成立了「日本善終守護師協會」，現在全日本的善終守護師從業者已達三百多人。

因為大家漸漸意識到善終守護的迫切需求，所以才會有人不斷加入。我們的工作一直以來也得到各界人士的贊同與支持，因為有他們的幫助，我們才得以堅持到現在，衷心感謝他們！

從事看護工作之前，我曾在日本麥當勞工作了十六年。剛進公司的時候，麥當勞在日本只有二十七家店鋪，而後火速成長，好強的我幹勁十足地投身工作，充滿成就感，從老闆的秘書一直做到了分店長。那是正值輝煌期的麥當勞，能參與其成長，對我來說是很寶貴的人生經歷。

然而，長期工作壓力下、變得似乎一刻也停不下來的我，和家人的關係變得越來越緊張，終至家庭破裂。工作家庭內外煎熬，使得我開始酗酒，甚至一度衝動下吞服了大量安眠藥，渴望一了百了。

現在回想起來，才看見那時的我已經身心失序、脫離正常生活了。雖然急救保住了性命，但家已分崩離析，我感覺自己失去一切了。

在人生絕境中，我默默轉進看護領域工作，不意在那裡竟讓我重新體會到生命的溫熱，也重拾尊嚴信心，從此立志專注於看護工作。透過與老人心靈交流，我也感受到深深的喜悅，每天服侍老人家的過程中，心中莫名泉湧的幸福感悄悄地癒合了我破碎傷痛的心。

只是，在養老院的工作也發生一些很無奈的挫折。例如，有位老婆婆和我特別投緣，她也十分信任我，並交代我按她希望的方式，幫助她善終而去。但我只是那高級養老院的員工，很多事不是我能作主的，因此最後她並沒能如願，我畢竟辜負了老人家的託付。

其實，一般養老院在老人身體出現狀況時，大多還是一律送醫搶救，而那應該也是因應家屬的要求，想「壽終正寢」真的不容易，我也只能眼睜睜地看著她躺在醫院冰冷的病床上，孤零零地，身邊連一個親人都沒有。時下醫療機構和社會觀念簡直不容許老人（病人）按照自己意願去選擇如何度過最後時光。

「去沒有醫院的小島，也許能夠為人們提供臨終關懷服務吧？」帶著這樣簡單的一個想法，我獨自移居到島根縣離島，並在那裡開設了較接近我理想的守護機構「平安之家」。

那島上沒養老院，一些獨居老人無法自理生活後，通常都得離開小島故鄉，被送去本土的醫院或收容機構。我期許自己能像可敬的德蕾莎修女一樣，用愛心守護垂死之人，讓這些孤獨老者留在島上度過最後的幸福人生。在那離島，人們本來就與自然和諧共生，死亡也應與自然平靜合作。

當時島上的居民根本不知道「善終守護師」這個詞彙，所以我的工作基本是從零開始的，也有不少人對我的工作抱持懷疑，所幸支援我的人同時也從四面八方一個兩個地到來。後來，我在島上工作了十三年，為很多長輩提供了善終守護服務。

二〇一二年，我把看護基地搬遷至鳥取縣，成立了「日本善終守護師協會」，而後全國從事善終守護工作的人數不斷增加。

二〇一四年，我們舉辦了「第一屆日本看護問題分析全國大會」。我們指出現代日本的一個現實問題，那就是家庭普遍關係疏離淡漠，人們對死亡充滿害怕、逃避的心情，以致如今一個人想要在家善終變得十二萬分困難。

本來我們日本人臨終時應在自己家中，並有兒孫等家人陪伴身邊，但不知什麼時候變成了，大家都認為死在醫院裡才是理所當然的。

二〇一二年開展的《關於臨終關懷的國際制度比較調查》顯

示，日本人在家中死亡人數占13％左右，87％的人都是在醫院、診所或療養機構去世的。

另一方面，約有55％的人希望在自己家中迎接最後的時刻（內閣府《關於老人健康的意識調查》）。也就是說，雖然半數以上的老人希望在自家去世，但真正實現願望的人卻很少。

對於死，大家多抱著忌諱、害怕的心理，但其實以我為兩百多人送終的實際經驗來看，死亡並不是一般想像那樣的。一些曾有瀕死或靈魂出竅體驗的人所描述的死後世界，多是美好且光明的，他們見到自己懷念的故人，並感覺他們都很幸福。

我小時候也曾經歷過瀕死體驗，感覺正是那樣，所以從那以後，我不再認為死亡是件可怕的事。

無論對於亡者還是守護他們臨終的人，守護這個過程都能給他們帶來一種難以言喻的巨大喜悅和感動。天台宗比丘尼師、小說家瀨戶內寂聽曾說：「人臨終時所散發的能量，足以讓五百二十九個二十五公尺游泳池的水瞬間沸騰。」這能量會傳給身邊的人，這就是臨終者以所剩的全部精力傳遞生命接力棒的驚人場景。

通過細心守護，當靈魂接力完成之後，守護者留下的並非悲傷的回憶，而是被守護者的靈魂、生命充滿，感覺很幸福。整個守護善終的過程具有強大的、不可思議的能量。

我已經歷過許多充滿溫馨慈愛的善終現場，衷心希望更多的人能有這樣的體驗，為此，我開展相關社教活動。

即將到來的二〇二五年是日本一個重大轉捩點，屆時將有約八百萬嬰兒潮時代出生的人進入七十五歲以上高齡者的行列。厚生勞動省發表評估結果認為，其中約有四十七萬人將為臨終場所而困擾（無安心臨終之地）；另外，由於日本已經進入超高齡化時代，每四個國民中就有一個是六十五歲以上的老人，估計老人「孤獨死」的人數可能激升。

正如前面已經說過的那樣，死亡並非一件邪惡、恐怖或骯髒的事，相反地，它是人生平常且正常的一部分，能釋放巨大能量，堪稱亡者一生最大的一次迸發愛的活動。在現場接受臨終者的能量，完成生命接力棒的傳遞，其實是一種令人感動的幸福體驗。

本書若能讓更多的人了解善終守護師的工作，進而明白生死的意義，我將感到十分欣慰！

祈願所有寶貴生命都能平靜快樂地存在，也安詳優雅地離去！

目錄

第2章 金錢買不到的臨終華美 88

前言

在被愛的氛圍中與世長辭

所謂「善終守護師」（看取り士），意即為臨終者做「守護」的人。

我先在老人安養院和居家照護機構工作了十幾年，二〇〇二年正式投入為臨終者守護的志業，但到二〇一二才開始用「善終守護」這個名稱。「善終守護師」因而首度在日本成為一種「職業」。

隨著高齡社會的來臨，獨居而「孤獨死」的人數增多，善終守護師這工作顯然有其必要。

善終守護師的工作內容是什麼？

那就是對想在自宅或其它希望地點臨終的人，提供二十四小時的陪伴，支持他們平安踏上歸途。

為了讓臨終者幸福地度過最後日子，不餘懊悔，我們會與本人商量從終末治療（已無復原可能性）到入殮前的所有準備工作，並與遺族們一起做最後守護送行。換句話說，就是讓臨終者依自己意願的方式踏上歸路。具體內容包括與醫師聯絡協調、安排墓園、葬儀告別式……，安排、企劃在何處以什麼樣的方式迎向人生終點等等。

善終守護師在現場的工作有四項重點：一、與臨終者肌膚撫觸；二、不斷演練「傾聽」、「複述」、「沈默」；三、不斷以「沒事，沒關係！」來安慰問候；四、與臨終者「同步呼吸」。大概可以說是讓人幸福歸去的「製作人」吧！

「善終守護師」必須設身處地為臨終者著想，才能穩穩接住臨終者的意念、愛及能量，再把那生命的接力棒轉交給遺屬。

臨終守護現場往往會出現奇蹟，但那其實不是奇蹟，只是冥冥中似乎所有事都早有巧妙安排。

父親之死是我從事善終守護師的原點。那是小學六年級的初春，我最親愛的父親因胃癌只剩三個月餘命。房裡的紙門透著微光，許多大人圍著臥病在床的父親。

他跟每一個人道謝，最後握住么女我的手，微笑著說：「謝謝妳，小久」。不久，他的手開始冷了、硬了，眼睛再也沒睜開。

那次讓我經驗到死亡的動人，父親以自己的死來教我人生最重要的東西。

我尊敬的德雷莎修女曾說：「即使人生有99%不幸，當臨終時能獲得1%的幸福，這樣的人生就算是幸福的。」自從聽到這名言，我便立志要讓所有臨終者在被愛的氛圍中辭世，為了這個志願，我從二十多年前開始投入行動。

那時，我先去都會的高級養老院就職，但那些養老院過度依賴醫療體制，老人家無法按自己意願善終。我在那裡看到很多老人只能凝視著眼前的白牆死去，與他們告別時真是傷心。那時我就想，若要改變這種慘狀，唯有去無醫療資源的離島小村才能實踐我追求的幸福善終。

一九九八年，我來到人口只有六百且無醫院的島根縣離島知夫里，在那裡做了四年的「居家看護」。而後，二〇〇二年我在那裡成立了專門從事善終守護的「平安之家」，收容服務那些希望不靠醫療設施支援而善終的老人。

就像人出生時、讓母親環抱在手臂裡一般，當我經驗過用雙手環抱著臨終者，才發現他們教給我無數寶貴的事。現在，我在岡山市設有據點，為那些被宣告來日無多的人提供到入殮前的善終服務；此外也組織善終守護志工（善終守護天使）團隊。

每個人都擁有靈魂的能量，不論那個人身負的障礙有多麼嚴重，抑或是失智者，也都是一樣的。漫長人生謝幕時，人們會把生命的能量交接下去，那種場面絕非悲傷，而是充滿愛與喜悅的時光。

有一天，我收到一張賀年片，上頭寫著：「我罹患癌症第五期，已處分掉兩間房子中的一間，決定不再接受醫院治療了。比較困擾的是，雖然覺悟到死亡將近，但人死後無法自力走進棺材，期盼妳能給我建議。」

我很快打電話約那位女士見面，並約好若有狀況，會請名古屋的善終守護師立即前往支援。她感謝地緊握著我的手說：「柴田老師，多虧妳來我這裡，有妳我什麼都不用操心，可以放心地度過最後的日子了！」

把一切交託我們、決定在自宅踏上歸途的她，表現出凜然、無眷戀的態度，這對我來說也是一種鼓勵。最後在我臂彎嚥下最後一口氣的臨終人，往往會用「身體」教導我許多充滿尊嚴的生命智慧，我想把這些寶貴的經驗分享給更多人。

這是一本傳承「歸人心境」的書，探討人如何死得幸福。這是一本經驗過無數臨終現場、與無數「歸人」合作才能完成的書。我期盼它能對希望掌握自己幸福善終的人有幫助。

日本團塊世代（戰後嬰兒潮時期出生的世代）已進入亟需善終守護師的時節了，目前日本每年約有一百一十萬名往生者，由於團塊世代的「加入」，今後每年死亡人數將增至一百六十萬到一百八十萬人，顯然已迎向「多死社會」，我們善終守護師的工作責任可謂愈來愈重大。

（編按：內文提及臨終者的姓名皆為化名。）

第1章

守護善終的瞬間

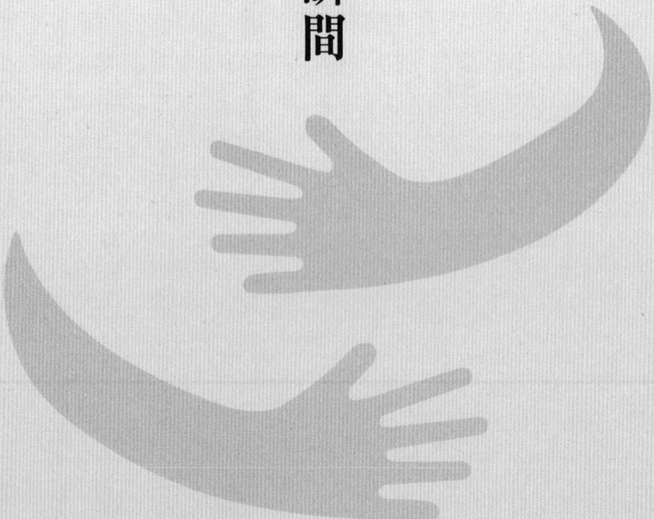

首先我要分享五位故人的臨終守護經驗，這五位包括我父親在內。那堪稱我投入此工作的起點，他們賜予我的寶貴經驗，是推動我前進的力量源頭。

與他們相遇的珍貴緣份令我難忘，也給了我深刻的愛與感動。

在此，我以感恩之心回憶往事，願把這一切獻給故人。

父親臨終留給我的一句「謝謝」

小學六年級某日，跟平常一樣，放學回家的路上，我摘了蒲公英花要送給臥病在床的父親。然而，一進門才發現，父親的寢室圍滿了許多人，紙門則透著美麗的光輝，房裡的空氣有著從未有過的輕柔暖意。

「受您照顧了，真是感謝！」父親帶著笑容對醫師、每天來為他打止痛劑的護士，還有親戚、家人道謝。他的笑容跟平常很不一樣，感覺特別溫柔。

最後，父親握著么女兒、我的手，用平穩清澈的眼瞳望著我說：「小久，謝謝。」然後慢慢地閉上眼睛。

我本想父親會像平常一樣，再度張開他的眼睛、擁抱我，所以我叫了他一聲；然而，父親永遠闔上了眼睛。

父親的手開始變冷，我直覺如果放了父親的手，就再也見不著爸爸了，所以我死命地用力捉住父親的手。母親見狀，來把我緊握的手撥開。我意識到父親要遠離了，便撲到父親身上，我的動作及哭聲讓母親強忍著悲傷，硬把我拖離。母親抱著哭嚎不止的我到隔壁房間，我依然叫喊：「爸爸不要走！留在我身邊，抱我！」

父親走了，我哭了整整兩天，淚乾了、眼也腫了，依然繼續嘶嚎。當父親被放到棺木內，抬到挖開的大墓穴（當時出雲這裡普遍採土葬）即將入土，我還痛哭到無法依俗向父親的棺木撒下沙土。現在回想起來，當年的悲傷仍歷歷猶新。

死亡降臨時本人自然會明白

父親因為胃癌，被醫師宣告只剩三個月，後來他回家療養，並未被告知真相，還小的我當然也不知道父親的病情。如今，已變成告知患者本人真相的時代，但我依然不認為所有人都適合被告知。因為，長期善終守護的經驗告訴我，人並不容易接受死亡這件事。

現代的醫療裡西式的法律規範，家屬可以輕易向醫師追究責任，所以，某位在安寧病房工作的醫師曾私下告訴我，醫師怕被告，常乾脆把病人的「餘命」說短一點。

事實上，即使像我父親那樣沒被告知，但死亡降臨時，他本人自然會明白。當死亡降臨時，他們會了悟，且不留戀地接納死亡，然後平靜地逝世。生而為人，就像出生時一樣自然，死時也自然地決定自己的死期。

存在本身才是真正寶貴的

因為臨終為我留下一句「謝謝」，日後我好像就為了這句話而活。

對於父親而言，不，應該是對所有人而言，能僅只是因為對方的存在而感到喜悅，那正是作為人的無上喜悅。這是父親的死帶給我的教誨。

即便再有才華，擁有再多物質及財富，但從存在本身的珍貴來看，前者根本微不足道。存在本身對與自己有緣的人來說，才是真正寶貴的。

父親動人的死別距今已五十多年，父親化成了我的良心及靈魂。

而後我開始把死者贈予給我們的「禮物」稱為「生命接力棒」；就為了這接力棒的接棒傳承，我奔波於日本全國各地。

二〇〇四年，我出版了《「謝謝」即是祈禱》（『「ありがとう」は祈りの言葉』）這本書，提到父親在世時我還年幼，未能回報什麼；然而，我光是存在著，父親臨終都不忘對我感謝。

父親留給我的「謝謝」，至今依然給我支持的力量，父親亡故的經驗可謂我成為善終守護師的原點。

與千代的「母女」情份

在幾乎要結冰的冷冽寒冬，我渴望春天來臨，終於盼到歡喜的弘法大師日（舊曆三月二十一日）了。島根縣離島知夫里七個聚落的村民，在祠堂前擺上許多供品，從早到晚都有村人來朝拜。

對於癱在病床的老人家來說，這是一年中最愉悅的日子。每到這時節，我會考慮幸齡者（我喜歡稱呼高齡者為「幸齡者」）的環境、身體狀況，一一詢問他們是否想回家看看。

幸齡者千代多年前喪子獨居，媳婦偶爾會由內地來看她。其實她媳婦年紀也大了，腰都彎了、走不穩，因而兩年前只好把千代婆婆送到我們「平安之家」接受生活照料。

第一年的弘法大師日，我們曾以輪椅送她回家。那天她在祖先牌位前合掌拜拜，然後說她累了，想到自己房間躺一下，但她去到自己的房間才發現房內早已沒了床。她心情失落回到平安之家，還為此和我相擁而泣。

聽到可以回家過一夜欣喜不已

第二年，我不想再讓她傷心，便事前與她媳婦商量，安排她孫女回來款待老人家，準備讓千代在家過一夜。

媳婦說：「我自己的身體若不是這樣，真想讓她在家一起過日子。我自己的獨子十九歲就死了，現在和女兒兩人相依為命。我婆婆也死了她唯一的兒子，我了解她的感受，但我不能跟她談太多⋯⋯。」

我跟千代回報說，媳婦準備接她回家過夜，她不斷確認這事：「這樣好嗎？這樣對我媳婦不好意思吧？我真可以回家嗎？」她的眼睛因喜悅而濕潤。

那年一月底左右，千代全身浮腫，連呼吸都困難，她常訴苦說：「心好酸，苦啊！」我一直暗想，應該告知她狀況不妙，今年不宜回家，但猶豫到當天早晨仍說不出口。

那天一大早，從內地回到島上的媳婦帶著親手做的、婆婆愛吃的草仔粿，出現在平安之家的大廳。

「婆婆，今年天氣冷，您回不了家喲！」媳婦這樣說，她沒說「身體差回不了家」。

我趕緊接著說：「千代婆婆，等身體好點，我們才回家吧，沒關係啦！」

千代婆婆彷彿沒聽見我說話似地，顧自哭喊著：「兒啊，原諒我啊，讓你六十四歲就走掉，留下老母，讓她可受夠了！」

看著千代哭喊著要兒子「原諒她」，除了抱著她一起哭之外，我沒別的辦法。我抱著她，過了好一陣子才起身，無言望著身旁一早為婆婆做了草仔粿的媳婦，和瀕臨生死邊緣還哭求亡子原諒的老婆婆。

我對她說她就是我的媽媽

千代婆婆全身浮腫，最後連進食都成問題，我只好帶她到村裡的診所。醫師淡淡地對我及媳婦說：「村裡的設備不夠，也許癌細胞已蔓延全身，妳們要帶她到內地去做檢查吧？在這裡，我已無法為她做任何醫療。」

我問千代婆婆，想不想到內地看醫生？她非常篤定地說：「不去！我什麼地方都不想去了！」

我與千代已認識了十二年，從我在村子裡當居家看護時就認識了。當時她一面務農，一面獨自照顧全盲又因病臥床的丈夫。每當我去拜訪他們，她會停下農務，用曬得漆黑的雙手為我泡咖啡，這些情景就像昨日般歷歷在目。

那年千代的獨子因病一倒不起，顧慮雙親的未來，決定把父親送往鄰島的公立養老院。我至今忘不了千代與丈夫離別時的悲戚。不幸的是，兒子過世不久，丈夫也接連而去。這些漫長的磨難，似乎讓千代婆婆更堅強。

千代看診回來後，每天早上當我巡房時，她都說：「柴田女士呀！我有元氣了，可以吃很多！」其實，她幾乎什麼都吃不下了。她自稱元氣好的這些話，直到死前都清楚、有力地不斷訴說。

千代婆婆剛住進來時，我對她說：「我父母都走了，而妳的孩子也沒了，從今以後，千代婆婆就是我的媽媽，有什麼事都跟我說喲！」她聽了抱著我哭起來：「我不跟妳道謝了，因為我們是母女呀！」

然而，在千代婆婆死去的前一日，她雙手合掌對我說了一聲謝謝。

臨終是再度找回家人連結的時機

美麗的海面上，黑鳶啼鳴盤旋。千代已連續兩天，滴水不進。

我問她：「妳好嗎？」

千代回我說：「好得很咧，不用擔心，不必為我叫醫生。」她用向來凜然的聲音回答我。

千代全身嚴重浮腫，抱怨無法包著尿布排尿，我找個幫手兩人合力，好不容易扶著她下床上廁所。沒想到後來她竟能包尿布順利排泄。

我陪伴在她身旁，跟她聊聊過往，一面用手撫摸她的身體。翌日，我將她移到「守護室」，當時紙門透進來的光線，正如父親當年握著我的手，對我說一聲「謝謝」後才溘然長逝時出現的光彩一般。

直到死去的前一天，千代依然說著她的固定台詞：「我好得很，不用擔心。」我與平安之家的年輕職員們一起坐在千代床邊，其中兩人坐在她腳邊，我與另一名職員則坐在頭旁，四人同時撫摸著她，不知過了多久，千代終於睡去。那一夜，千代唯一的監護人、她的媳婦回到島上，並住進了平安之家。

翌日下午兩點，千代的眼瞳清澈，宛如初生嬰孩，綻放透明光彩。我感覺時辰已到，便聯絡她在島上的親戚們來，輪流握著千代的手，磨蹭千代的臉頰，她臉上綻放無比美麗的笑容。三點十五分，在大家的圍繞下，她走向另一個世界。

島上是無醫村，等鄰島的醫師來到時，我們早已與千代告別了。我們對著猶有餘溫的千代說「謝謝」，就像她還活著般，撫摸她的身體，等她開始變冷涼時，我們還用自己的體溫為她保暖。

年輕的職員們對我說，透過守護千代的寶貴經驗，他們得到新的生命。「本以為死是恐怖的，事實上死是令人感動的，而且很清淨……」有個年輕職員流著淚說。

那時我看到海面的晚霞燦爛輝映。我對每位來到現場的家屬、包括職員們一一道謝。

千代婆婆的守護經驗告訴了我，臨終時刻正是再度找回家人心靈連結的時機，長期封閉不往來的心會因此再度開通。即使沒血緣關係，我作為她的善終守護師，也在那瞬間感受到「母女」的情份。

與瑪莎十二年心心相印

島上一早飄著雪，屋內暖爐上的水壺沸騰不止。

清晨，我如常巡房打招呼。瑪莎對我說：

「我有事要跟妳說，妳聽好！我已經沒時間了，本來還有一隻眼看得見，現在完全看不見了！不用告訴任何人，我真是受妳照顧了！」

瑪莎握著我的手，把我拉近，還用力把我抱在懷裡。我也回抱她，感受手臂上的溫度。

「啊，我懂了！回去內地時，一定代您去參拜保佑眼睛的神明『一畑藥師』，不過要請您稍等一下喲！」聽我這麼一說，瑪莎流下了淚。

癱瘓在床的瑪莎說：「聽說眼睛看不見就表示死期已近。」

聽了瑪莎的話，我翌日即坐渡輪回到故鄉出雲，去為瑪莎的視力祈福。

為了參拜一畑藥師，喘吁吁地爬了又高又長的石階，讓我想起小時候，我冰涼的小手讓父母牽著，蹦蹦跳跳地經過這些石階，至今仍感受得到父母呵護的溫暖。

當天等巴士時，賣茶點的婦人跑出來親切地說：「進來裡面坐吧！好暖暖身子。」巴士司機看我沒傘，好意地對我說：「這把傘先拿去用吧！」在等電車時，坐在暖爐前的站長竟起身把對著暖爐、舒適的沙發椅讓給我坐。我覺得一路上遇到的這些好人，都是瑪莎帶給我的好運。

當我回到平安之家時，瑪莎婆婆立刻說：「啊！妳真的代我去拜藥師了呀？所以啦，現在我的眼睛看得到了，真好！多虧妳走一趟，我的老命撿回來了！」

她小心翼翼地把護身符夾在指縫，並合掌向我道謝，再把護身符掛在床欄，滿臉歡欣。

「迎接使者」未到是走不了的

那天島上依然下著細雪，從窗外望去彷彿水墨畫的世界。

午飯後，年輕職員問瑪莎：「妳要不要洗澡？」

「不要，我滿腹辛酸，感覺時間到了！」年輕職員一聽很吃驚，立刻跑來叫我去看瑪莎。

瑪莎對我說：「很苦啊！我的時間到了吧？」

我回她說：「妳有的是時間，還走不了呢！『迎接使者』未到，哪走得了呢？妳周圍還看不到『迎接使者』的到來啊！」

「是嗎？妳是明白人。曾在這裡住過的美代，後來是怎麼回去的？」

「美代走前一個禮拜，知道『迎接使者』要到了，她說想回家，我就跟她一起回家。我們在她家為她送行，她走得很輕鬆。」

「那，富美呢？她又是怎麼走的？」

「她在走前兩個禮拜知道『迎接使者』來了，她是在睡夢中走的。若是有人來接妳，我一定會先告訴妳。沒問題的，把這事交給我！」

「老婆婆我就算聽妳這麼說，但還是沒自信，真的沒問題嗎？」

「沒問題的啦，真的到了，妳常跟我說的貼心老爺爺會來接，沒什麼好怕的，妳會變得歡喜的。『迎接使者』未到是走不了的，請安心。」

「聽妳這一說，我安心多了。」

「瑪莎婆婆，年輕工作人員會擔心，您老人家不要嚇他們，拜託喲！」

瑪莎的神情因而安穩篤定下來。我認為，人勇敢面對聳立眼前的「死牆」，度過人生最後時光，這即是「生命尊嚴」。

沒活到九十七歲難以了解的心情

島上吹拂著蕭瑟冷風，但灑落海面的日光卻令人精神一振，我特別喜歡這個季節。直到前一天，渡輪還因風浪太大而停駛，我因而困在內地，等渡輪恢復，才在美麗的夕陽暮色中回到離島。

由於時間已晚，我原本想請職員對大家說我隔天才會回來，誰知我才在食堂坐定準備吃飯，就有職員跑來說，瑪莎有事要跟我說。

我連忙跑去握住她的手，瑪莎喘吁吁地說她很痛苦：「我要走了，不行了。我要走時，就讓我好好走喲！去叫我兒子來吧！」

她用力地抓緊我，那陣子每當我從內地回來，她總是這樣。

「大家沒活到九十七歲，很難了解老婆婆的心情，我一直忍著沒說出真話。」這是瑪莎婆婆常掛在嘴邊的。

每次聽她這麼說，我都感受到她的孤獨。我用額頭貼著瑪莎的額頭，一手抱住她的肩，另一手握住她的手：「沒關係、沒問題，我們一起做深呼吸，一、二、三……。」

新來的職員在一旁顫抖，眼裡噙著淚水，與我一起盡力守護瑪莎。經過很長的時間，瑪莎的呼吸變穩定了，終於恢復了平靜。

翌日，恢復元氣的瑪莎微笑對我說：「不知道我什麼時候會斷氣，現在也只能活得開心一點。昨夜真對不起！」

母子相處的片刻猶有溫暖的春風徐徐

島上紫色洞庭藍任雨水淋打，卻自在綻放美麗，我被那花的溫柔吸引住了。暴風雨中，平安之家裡也流動著平靜的時光。

「中元節吃了黃豆粉糰子，味道真好，今天是彼岸（日本的清明節，有春彼岸及秋彼岸，各為期一週七天）吧？」瑪莎說。

「是啊，下雨天沒客人，今天我們也來做點心吧！」平安之家也是「圓夢園」，我們立刻揉麵、慢慢地醒麵，孩子們（我有時這樣稱呼院裡的職員）說，他們喜歡我從從容容的樣子。人唯有在平靜平穩時，心靈才能豐富寬闊。

我與孩子們用手搓糰子，然後下鍋煮，做出來的黃豆粉糰子，雖與島上傳統形狀不太一樣，但美味是錯不了的。

我們把剛做好的糰子，送到瑪莎那裡，但瑪莎沒吃，卻閉上眼睛、低頭雙手合十說：「中元時節，祖先會回來，有祖先才有我，我很幸運啊！

我要把這些糰子獻給祖先。」瑪莎滿佈皺紋的臉上露出笑容，她內心的平安也讓我感到幸福。

島上這時節每天早晨都有人登高去掃墓，瑪莎住進平安之家前也一樣。瑪莎認為祖先仍存在，是祖靈支持著瑪莎活下去。我們日日陪伴瑪莎，也被她溫暖的心情環抱著。

島上終於吹起春風。瑪莎唯一的法定監護人、七十五歲的長子，把家人留在大阪，獨自回到離島。這位長子對我說，他想留在島上，理由是母親期盼他照顧，我聽了深表敬佩。

他總覺得把母親丟在平安之家是不負責任。為此，他決定每週一都來參加我們的義工服務。為了不讓坐輪椅的瑪莎受寒，我在她膝上蓋條毛巾時，兒子有點不好意思，隨即拿出電毯蓋在母親膝上。就這樣，瑪莎都感動流淚了。

「長壽真好，兒子孝順。」她一面說一面對著兒子的背影雙手合十，看在我眼裡，這母子相處的片刻猶有溫暖的春風徐徐。

午飯後，我對幫忙收拾的長子說：「看你們親子相處真窩心啊！」他則笑答：「才不哪！她能跟人道謝，可是行動不便、不得不住進平安之家以後才有的事啊！她要是能早點說一些貼心話就好了。」

屆時心會被平安所充滿

為演講出差的夜晚，我的行動電話響了起來。

瑪莎對職員的呼喚毫無反應，村裡的醫師趕來，說可能是腦梗塞或腦血栓，緊急呼叫救護車、救護艇送到了鄰島，到了港口，再送去住院。

翌日，我趕去探望瑪莎，她臉上掛著招牌微笑，但後來漸漸開始失智，無法適應生面孔的變化，拒絕進食且開始罵人打人，連點滴也沒辦法打，不得已只好出院。我們接回平安之家後，瑪莎竟把來看診的醫生給咬傷，連血壓都量不成了，醫師對她束手無策。

那天起，我決定接受瑪莎的一切，她的照顧全由我來做。

小時候當我生病時，最高興的是母親的溫暖陪伴，現在我把照顧瑪莎的工作全部承擔下來，就算是被她打也要表現出對瑪莎的愛。因為瑪莎激發了我的母性吧！

瑪莎口出惡言又暴力好一陣子，有一天終於回復往常的笑顏。那天，她對我道謝，還合掌低頭，也從那天開始，瑪莎終於回過神來，進食也恢復正常。

又到了湧進大批旅客的夏日，這時島上充滿了兒童的笑鬧聲。瑪莎望著海發呆，我則坐在一旁握著她的手。

「啊……是……是吧？但……那……好啊！……唉……」

對她令人費解的喃喃自語，我都誇張地點頭示意。大約經過了二十分鐘，瑪莎才安靜下來。我們緊握著彼此的手，被溫暖的氛圍環抱著，雖然無法以言語傳達，但我們卻心靈互通。那是我與瑪莎共同生活的第十二年，我們珍愛的歲月。

海風狂暴，又到渡輪停駛的季節。當我剛照顧好平安之家裡另一位文子婆婆臨終時，九十八歲的瑪莎對我說：「『迎接使者』來了，我不要吃飯了，就這樣自自然然地……」

我沒跟瑪莎說不久前文子在守護室走了的事，但她似乎全知道。當人要回歸時，死去的故人會來迎接，基於許多經驗，這在我看來已是平常事實。

「孩子的爹溫柔地對我說『跟我來』，他用深情的手握著我。」瑪莎說這些話時，臉上閃閃發光。

「承蒙你們照顧了，我最好是死在用餐時，或者剛好在睡覺。」瑪莎這樣說後不久，真的如願於睡眠中與世長辭。

踏上歸途前，一定有人來迎接，屆時死的恐懼會消失，心被平安所充滿。瑪莎的案例告訴我，人真能按自己想要的方式踏上歸途。

與臨終者手握手、傳遞彼此體溫，一起等待死亡的時間，也正是心靈相通的時刻。在這寶貴且莊嚴的時機，守護師接受臨終者的一切，同時也會激發、培養自己內在的母性。

武雄教我懂得「共鳴」

「我怎麼什麼都給忘了！」那天早晨，武雄對我這樣說。

我問他記得昨天兒子來看他嗎？他說記不得了。我說我也很會忘事，人若忘不掉過去，有時生活反而不好過。當我失敗時，我就會故意忘個乾淨，因為若牢記著過去的糗事，恐怕會羞窘得活不下去啊！

「是嗎？妳也會遺忘呀？人最好連年齡都給忘了。」

「嗯，我可能比武雄桑稍微好一點點啦，我會幫您記住有關您的事。」

「那就拜託了！」他認真地回答。

我握住武雄的手，那皺紋滿佈的手軟化了我的心。武雄一生活得正直，給予很多人愛，他的手傳達熱呼呼的生命力。

因失智症癱臥多時的武雄，幾乎沒有親友來探望，但他的生命光彩卻與日俱增。當我握著武雄的手，想到曾在書上讀到：「人即使到臨走之時，依然會保持著上進心。」

這也是我每回守護臨終者時總會加深的感受。

武雄獨自面對日益增高的「死牆」，即使漸漸失智，依然會感到不安，止不住對死亡的恐懼。儘管如此，武雄不想造成他人的麻煩，他習慣鼓勵自己。武雄的口頭禪已變成為我打氣的座右銘。例如：「嗯，美好的早晨！我相信今天是美好的。打起精神來！謝謝！感恩！」。

每年等這一天兒子來帶他回老家

八月十六日清晨，在一串鈴響中，島上慰靈的夏拉船（類似華人傳統習俗的「放水燈」）載著祖靈出海了，這也意味著中元節連假結束了，秋風中微帶涼意。

每年中元節，為掃墓歸來的遊子，把人口不到七百的這個小離島變得非常熱鬧，平安之家的客人也總在這時節爆增。

武雄從去年就念著他唯一的監護人、在國外行船的兒子，最近就要回來看他了！而且，今年會帶著孫兒一起回來。武雄歡欣期盼著。中元節期間，他曾一個人走回距平安之家約五分鐘的自宅，在祖先牌位前合掌默拜，祈禱祝福即將到來的家庭團聚。

「我兒子說，他明天要來接我呢！」武雄才這麼說，當天兒子就抵達平安之家，但還沒坐定就突然說：「我今天就得回去哪！」意思是說，看老爹一眼就要趕搭回程渡輪。

這一聽，武雄大吃一驚。他握住兒子的手說：「我一直盼著你來帶我回家，我就你這兒子作依靠，明天你帶我回家吧！」

武雄像錄音機倒帶，一次次反覆說著同樣的話，說到老淚縱橫。我在一旁強忍著快要潰堤的熱淚，只好暫時離開現場。

武雄曾上戰場最前線，看著同袍仆倒在自己面前死去，戰後又為了維持家計，拚命出海捕魚。死了老伴後，帶著身上的殘障，依靠唯一的兒子活著。每年就這麼一天，等待又等待，等待兒子這天帶他回老家，然後父子一起對著祖先牌位拜拜。武雄總驕傲地跟人說，他兒子可是生下來兩個月後，就用當時頗昂貴的奶粉餵養長大的。

兒子走後，武雄對空發呆，我牽起他的手說：「孩子雖在海外工作，但每年都會回來看您一次呀！您老人家入住平安之家，他一回到島上，總要先去跟鄰居村人問個好，他很忙沒辦法。不然，讓我帶您回家好嗎？」

武雄搖頭說不：「誰都不在的家，回去幹啥？」

我只好靜靜陪著他凝望大海。

我跟他約好了，明年還要跟他一起期盼中元節。

對自己的經歷充滿驕傲不認老

過了立春，卻依然下著雪，平安之家手作的招牌被暴風打得「啪嗒啪嗒」作響。

這時也傳來武雄威力十足地開罵：「你不要給我亂七八糟胡搞！」原

來，他又在罵幫他換尿布的職員。

「辛苦了，武雄老爺是為了教會我們，今後我們無論被誰發脾氣都不上火。武雄老爺，您今天為了教育我們，特地為我們演個壞人吧？不過，我們還是會認錯道歉。」我一面跟他老人家陪不是，一面瞥見年輕職員臉上掛著淚滴。

武雄年輕時參加二次世界大戰，他曾說過在戰場上與戰友「裝死」的一幕，戰友躺在他旁邊動了一下，因而被刺刀「咕煞」一聲刺了進去。「啊，接下來就輪到我了……」當時他這麼想。

這個故事我聽了又聽。武雄經歷了大戰，戰後又在全世界跑船，到老都在當漁夫，他對自己的經歷充滿驕傲。因此，他不認老，當然沒那麼簡單就接受包尿布這件事。自從兩年前癱臥在床，他就寧願把內褲切成小片，用自己發明的「替代尿布」包著，也不接受工作人員幫他穿尿布。可想而知，武雄多麼看不起尿布。

壞脾氣的武雄喜歡一個人叼著香菸遙望大海，我的例行工作就是坐在他身邊，然後拍撫他的背。這一天，武雄跟平日不一樣，他眼眶紅了起來，我保持沈默，靜靜任時間流逝。過了一會兒，武雄笑笑對我說：「好了，夠了！」

離開武雄身邊時，我突然想起俵萬智的短歌：

說「冷啊」時
身旁有人也回應說「冷啊」
那是多麼溫暖！

就像家人相待，我們有時要的只是一個共鳴罷了！

理直氣壯說死都要抽菸喝酒

短短的夏日結束了，海風令人心曠神怡，秋天的腳步近了。

武雄無法下床已三年，那一年，他在國外行船的獨子又將回到島上探望老父。

武雄每天都把刊登了報導攝影家國森康弘作品的雜誌攤開來，看了一遍又一遍，為了讓兒子也能看到那些照片，他慎重地把雜誌放在茶几上。國森把躺在床上抽菸的武雄，拍攝得男人味十足，令人為之傾倒。

「這男人真美！」每當我指著照片這麼說，他總笑得心滿意足。

兒子終於來了，一進武雄房裡，武雄立刻拿出雜誌給他看。

「哇，好棒！」兒子看了照片這麼一叫，同行的親戚也湊過來看，大家紛紛讚美，讓武雄笑得更開了，但當大家還看著那照片談笑時，武雄已累癱躺平了。

「爺啊，您睡著啦？」對兒子的詢問，熟睡的他毫無回應。大家說得熱鬧，他卻半句也沒聽見。耳朵不靈光的武雄，似乎也不大在乎他人，只過著自己的生活，就像他心臟不好，醫生勸戒菸戒酒，他依然理直氣壯說他到死都要抽菸喝酒。

臉上散發神佛般的光彩

美麗的萩花正盛開，像是為了教導人們溫柔。

平安之家舉辦了敬老會，這次與會的幸齡者只有武雄一位，這是九十五歲的武雄第八次在這裡過敬老節（九月第三個週一為敬老節）。平安之家從早晨開始就忙著準備慶祝餐點。包括四名職員及義工，這天來參加敬老節的人共有八位，大家飯後與手上皺紋滿佈的武雄握手。

每當聽到「恭喜」，武雄就露出柔和明快的笑容。當他與最年輕的義工、只有五歲的小男孩握手時，臉上簡直散發神佛般的光彩。武雄沒因對方才五歲，就小力點，他握手的勁道完全比照成人。即使面對幼小的生命，他仍以「人」的立場平等對待。

武雄九十五年來每一日所儲蓄的生命能量，最終要交棒出去了。

我跟大家說：「今天，大家得到武雄的能量，會變得元氣十足，快活健康！」這次敬老會將尊敬長者的精神傳承到年輕職員與五歲男孩心中，多麼可貴啊！

即使武雄臥床許久，但他活得比任何人都有存在感，而且從一生豐富的歷程來看，他的人生算相當圓滿。

可以自己做決定的「自由」

秋日山菊花盛開，像是迎接我自演講旅途歸來，我整顆心都溫馨起來。

那天是駐村醫師每月定期來看診的日子，醫師說武雄心臟有雜音，要請他到正規醫院做檢查，排什麼時候好呢？我回答要問他一下。

這一問，武雄用比平常還有力氣的聲音嚴拒說：「我才不要去醫院！」我只好順著他的意思。

人老了，想活得更好，除必須有「夢」，另外就是要有他人的支援及愛。更重要的是，自己可以做決定的自由，這些是我從守護過的人那裡得到的結論。

對武雄而言，他的「夢」是獨子退休下來時，帶他回家一起住。至於他人的支援，指的當然是他的兒子，以及我們工作人員。最後是自己做決定的「自由」。

我希望陪伴他保有這三個條件走到人生最後，幸福善終。

陪伴是很重要的

武雄的眼睛、耳朵都不靈光，但他依然保持規律生活；不像健康情況還不錯的我們，卻常為一點麻煩而不安。這是武雄個人特質的一大亮點。

蘿蔔花在春風下搖曳，花兒傳來了希望。平安之家成立十週年紀念演講會結束隔天，武雄走完了他九十七歲的人生。

當天早晨五點半時，武雄並無異狀，但七點四十五分時，他突然心臟衰竭。

記得武雄入住平安之家那一天，他把原本擺在祖先牌位上的老婆照片給抱了過來，從此他在平安之家上演過很多故事。

例如，他討厭自己的老境，不能接受長年癱臥不能下床的事實；他花了兩年時間才接受包尿布；心情不好時，他會對年輕職員大小聲；一個人嘴裡老叼著菸，凝望著大海。

其實，在等待兒子一年一度歸來的過程，也是武雄等待死亡的歲月，我與失聰的武雄沒有對話，唯一能做的就是拍撫他的背，無言地讓時間流逝，但陪伴是很重要的。

武雄教給我的就是陪伴。

和子枕著我的手腕而去

「柴田老師，我媽找妳，快點來！」住進福岡安寧病院的和子，讓兒子打電話通知我。

當時和子才五十三歲。和子短期大學畢業後，在保育園（零歲到五歲兒童的福利機構）擔任「保育士」工作，結婚、生育，又離婚。她離婚時帶著三個幼齡子女，為了討生活，曾在碼頭與男人一起做過土木工。

我離開福岡後，我們就沒聯絡了。有一年春天，突然接到她電話：「小柴，我得了癌症，治不了了。醫師勸我住安寧病房，但我不想住。」

「不想住也好，自己的人生自己決定吧！」

「妳說的對，我想了想，出院跟小女兒一起住也好。」和子決定搬進女兒的小租屋裡，後來連嫁到東京的女兒，也帶著新生兒擠進來一起過日子。雖然房子很小，但家裡笑聲不斷，當時他們全家連一起坐下的位子都沒有。相信語言文字能帶給人力量的我，就這樣站著跟著他們一起祈禱。

被宣告只剩三個月餘命的和子，奇蹟似地活過了夏天。秋天某日，她陷入呼吸衰竭的緊急狀態，被救護車送到醫院。從那天開始，我們每天通電子信。她發願說：「若能恢復健康，我願將餘生奉獻幼教工作。」她想讀書，我選了幾本寄給她。雖然她已無法進食，但和子一直抱著希望，忍著病痛閱讀。為生命堅忍奮鬥的和子，映在孩子們的眼裡，像個聖女！

和子的意志力告訴我，「希望」對人而言是多麼重要啊！

帶著希望接受死亡的召喚

接到和子兒子的電話，我立刻趕去。到了醫院時，看到年輕的孩子們憂心地陪伴在她身邊。

和子說：「謝謝妳來看我。」她抓住我的手，面露喜色。她讀了我寫的書《用擁抱送你走》（『抱きしめておくりたい』），以雙手捧住我的臉說：「妳要抱著我喔！」

這些話讓我明白她自覺來日無多了。我環抱著她的頸項，用手溫暖著她的手，注視著她的眼睛說：「沒問題，事情會依妳的想法進行。妳擁有跟神佛一樣的能量，現在妳祈願的一切都能實現。」

我總覺得，人不是死了才成佛（日本人稱亡者或祖先為「佛樣」），而是從接納「死」的那一刻，即能立地成佛。我把許多亡者給我的經驗體會告訴和子，她聽了深深點頭，微笑著說：「我明白了。」

過了夜半，和子發高燒，急喘著。我配合她的呼吸，慢慢把她的呼吸導向穩定。經過約五十分鐘，她的呼吸終於回穩了，而後不久，她便枕在我的手腕裡呼出最後一口氣，就此過世。

「媽媽，謝謝妳！」

「媽，妳還有未完的事呢，不要走！」

和子走後，孩子們一直呼喚著，用手撫摸母親身體。醫生確定死亡時間後退出病房，回到只有我們的安靜時光。

我對孩子們說：「好好感受媽媽的溫度。」三個孩子用很長的時間感受母親的餘溫。

「阿姨，媽的腋下還有餘溫哪！」女兒微笑地看著我，表情像極了和子。么女兒說：「本以為死很恐怖，沒想到媽臨終時能陪伴在她身邊，還這樣碰觸著。因為柴田老師教我們，又跟我們在一起，最後才能守護著母親，真的很幸運，死並不那麼可怕，謝謝您。」

那時我也用自己的溫暖傳給身體開始冰冷的好友，與孩子們等待著即將昇起的朝陽。

我問孩子們要不要給媽媽化妝？孩子們說：「媽媽的臉龐好美，我們從來沒見過媽這麼漂亮，不用啦！」

和子臉上的黃疸完全退去，表情跟菩薩一樣柔和。

選擇帶著希望與癌共生的和子，最後身影就像個聖女。人真的不是死了才成佛，當她接受死亡的召喚時，就等於成佛了。

而且，深深接納死亡的亡者，逝去時的臉龐都十分美麗。

第2章
金錢買不到的臨終華美

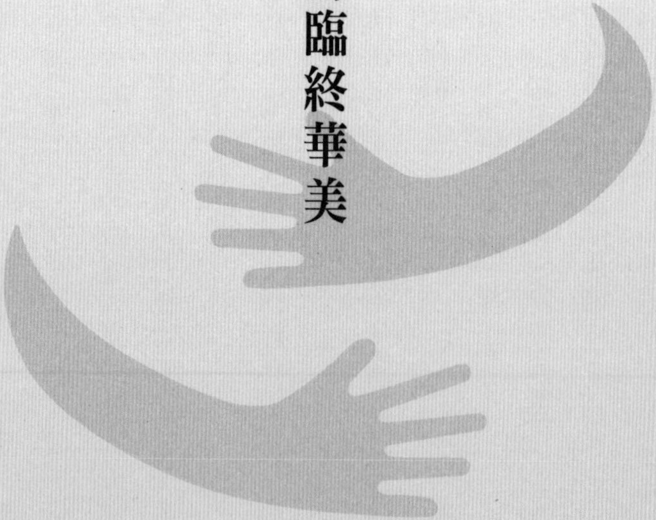

問卷調查顯示，日本想在自家死去的人佔八成，但實際上能在自宅臨終的人，只有兩成左右。

電視、報紙、雜誌、書籍等還高調宣傳，說在自家臨終即是「幸福的死」。

其實，我不認為在自家臨終就算幸福的死。

在自宅內亡故，如果是孤獨死，算幸福嗎？

幸福的死無關地點，而是指實現對死的「夢」。

有人握著你的手、擁抱著為你送行，這些其實可以由你決定而實現。

我創造了「善終守護師」這個名稱，這是日本第一次被提出來的概念。

善終守護師就是讓人實現「幸福的死」的職業，是妥善守護著臨終者的人。

以下，讓我具體介紹「善終守護師」的工作內容。

何謂幸福的死？

住在習慣又充滿回憶的家中，迎接自己的臨終，是幸福死的最大條件；但如願地在醫院裡幸福歸去的也大有人在。

有人期待在盛開的櫻花樹下，讓兒子抱著離開人世。就算當他臨終之日，真的被搬送到櫻花樹下，而且兒子還真的來抱著他送行。這樣的場面，對該人而言，就算幸福死嗎？

還有，某吉他手說他想抱著吉他長眠，也有人說想聽著喜歡的古典音樂而歸。

「幸福死」到底需要什麼條件？

我提出如下的思考：

一、夢想

二、有人支持最後的生活

三、有自己做決定的自由

如果這三點都有了，同時又能保持心靈平衡，那麼該人就可以迎接自己的幸福臨終了。然而，現實情況並非如此。

第一點，大家有這樣的夢想嗎？比如說，期盼「在有緣人心中一直活著」，或者說想把靈魂的能量留給子孫？其實並不是每個人都有這樣的夢想。很遺憾地，多數日本人並沒這種想法，認為人死後什麼都沒有了。

第二點，這裡所說的支援最後生活的人，是指家人及親族。套用某學者的用語是「被誰肯定」的這個現實。例如，被太太愛著、受父母認同，這些會讓臨終者感到幸福。「受人肯定」是一對一的關係，只要一個人跟對方說「我愛你」，那個人都能感受到幸福。人死之前，若沒得到親人的愛，就算擁有一百億鉅款也不會幸福。

第三點，自己做決定的自由，由自己選擇有關死的一切。例如，是否能自由選擇不再接受延命醫療？

上述三個支撐點，缺一不可。

善終現場充滿奇蹟

我長年在離島從事善終守護工作，擁抱過好幾十位臨終者、守護他們到達最終。我發現，人在終點時會展現「人即是神」的姿態，他們其實比用肉身過著日常生活的人，還能傳達更高超的能力。人由生轉入死的這條路上，神已為我們安排好了。

臨終通常如奇蹟般，有著令人讚嘆的開展，善終守護師只要在背後推一把，就會有幸福滿滿的結局。

怎麼說呢？

有位臨終者癱臥經年，臨終前兩日，我貼近他的臉做自我介紹：「初次見面，這樣好嗎？」連家屬都擔心那樣地近距離接觸對我不好意思。

那時臨終者靈性高昇，我知道他已進入無分別心的境界，所有一切都能接受。我也處在不分彼此的狀態，瞬間即進入對方的內心，與他成為一體。

不分彼此成為一體，即是所謂的「迎接使者」已到的階段。我只要去到已屆此階段的臨終者所在地，借著臨終者的力量，總是有奇蹟發生。

什麼奇蹟呢？例如，原本關係不美滿的家庭，往往在這個時候會圓滿和解。

有一次，奇蹟發生在七十四歲兒子身上。九十九歲母親臨走前期待回家過最後的日子，而與母親關係不好的兒子一直不肯答應，但在最後時刻奇蹟發生了，兒子願意讓母親回去了。

一直懷恨母親的兒子，當初跟我說他不願讓母親死在家裡。我拜託他：「你什麼都不用做，只要讓媽媽回家，所有的事都由我們來做。」但他還是不肯。

誰曉得經過一週左右，兒子一人來到平安之家，竟然就直接睡在母親床邊。母親已無法言語，但兒子還記恨母親，所以很少來這裡探望母親。

誰也沒料到，兒子會跑來睡在母親身邊，甚至為媽媽換尿布，母親臨終時還對她說：「謝謝妳生下我。」

是什麼力量改變了他？我稱這種奇蹟為「無法言喻的靈魂交流」。

我總認為，在超越語言的心靈深處，有著人與人之間的愛與溫暖。

家人難免有爭執，訴諸語言往往造成反效果，但最後人要離世時，會帶來大轉變。

人要走時完全變成無法言語也無法行走的弱者，變成弱者時，靈性反而會大放光彩。弱者中的弱者，他們的愛特別深遠，他們的愛可以改變周圍的人。

說弱者不好聽，我也是最近因風濕關節疼痛才第一次意識到弱者這個說法。親子間感情不睦，在善終守護時才變好的例子，以兒子的情況居多，他們最後陪伴了父母，得到了上一代的接力棒，親子關係因而改善。

抱著對方送行卻被對方抱滿懷

我姑姑在醫院亡故，但其實她在我成立平安之家時，曾與我約定要在那裡讓我為她做善終守護。可惜因為某種原因，我不得不關閉平安之家，把工作基地移到島根縣的米子。之後聽說姑姑的帕金森症狀加劇，因而被送進老人養護院。

姑姑說過她不想接受延命醫療，某次她進食不慎引發肺炎，從療養院被送到醫院治療。我從出差地直奔醫院。當時，姑姑已被送入加護病房，罩上了氧氣罩。我本想撫握她的手，發現她的手不僅插著點滴，還緊裹著手巾以防脫落，根本無法讓人碰觸。

我把臉頰貼近姑姑說：「沒辦法在平安之家為您守護臨終，姑姑，對不起！」我流著淚，撫摸著她的頭。加護病房的會客時間只有十五分鐘，護士跑來跟我說對不起，時間到了，我跟他說：「等我一下，我跟我姑姑還有些話要說，給我多點時間吧！」護士說：「那我把門開著喔！」這時，幼時姑姑為我換尿布的情景，竟像電影放映般浮現在我眼前。

姑姑住在我們家隔壁，她常代媽媽為我更換尿布，也常在家跟我一起喝茶，她喜歡聽我說說自己的事。我不斷想起姑姑對我的愛，流下感傷的淚水。當我說「姑姑，謝謝妳」時，姑姑好像也在對我道謝。已失去自主呼吸的姑姑，與我進行了靈魂的交流，我知道姑姑什麼都領會了。這時我雖然擁抱姑姑，但其實也是被姑姑抱個滿懷。

過去，我總以善終守護師的傲慢，把「用擁抱送行」作為自己的台詞，但其實姑姑等著我，她的彌留就是為了給我最後的擁抱。當我發現這個事實後，我覺得自己是何等高傲又自以為是。這件事讓我深自反省，姑姑啟示我要以新的態度面對即將歸去的人。作為善終守護師，我為自己能以新的態度與臨終者交流感到喜悅。

姑姑戴著氧氣罩，以平穩的表情呼吸著；翌日，她在家人圍繞下，猶如熟睡般離世。我感覺姑姑帶給我的溫情，至今依然環抱圍繞著我。

全然交棒的臨終現場洋溢愛與喜悅

某位百歲的老人經常攜帶小鏡子攬鏡自照，問她為什麼這麼愛照鏡子，她回答：「我一直在練習，走的時候，跟大家道謝完才含笑而歸。」她說得真棒！還不知什麼時候走，就已在練習含笑離去。因為她這個想法，讓我從此對人都是連連道謝。

人出生時，由雙親那裡得到三種東西：身體、良心、靈魂。有一天，人的肉體會因死亡而腐朽，良心與靈魂則會被子孫承襲下去。隨著歲月，我們累積了不少喜悅與愛，我們的靈魂也受到同樣影響，靈魂在臨走時會把愛轉交出去。

擁抱著亡者的身體送行時，臨終亡者的良心、靈魂會交棒給守護的人。我認為，人在最後走的階段，都會把支撐他一生的生命力交棒出去。守護師要謹慎地把棒子接下來，然後把它交給家屬、亡者所愛的人。

我想到「死的樣子即是生的樣子」這句話，一種把生死等同看待的人生觀。這說的是，人會像他活著那般地死去。換句話說，從人死去時的模樣，大約可推估他生時的模樣。

天下人百分之百都會死，人由衷接受死這個事實時，即立地成佛。臨終者從那瞬間起，變得不知寒暑，身體雖然需要照護，精神卻超越肉體，進入一種「不知苦」的完人狀態。當我抱著他們時，這些訊息很清楚地傳給我，他們平靜地釋出能量，交棒給在世的人。那些生命力，後來變成我們活下去的勇氣及元氣。

善終守護師的定位

我們的善終守護工作大部份都是來自家屬的委託，而不是臨終者本人。家屬因為親愛的人即將離去，一時沒辦法接受這個事實。對死亡的恐懼讓家屬還想嘗試延命醫療，把最後一程交給醫院處理。這時本人若不想接受，堅持要回家等死的話，家屬就會來找我們商量，問我們該怎麼辦。

接著，歸天的日子近了，臨終者連話都說不出時，沒經驗的家屬常感覺慌亂不安。在這種狀況下，善終守護師要堅守臨終者的心意，充分表達當事人的想法。例如，要向家屬解釋，臨終者無食欲的精神狀態；若「迎接使者」已到時，人已「不知苦」又是什麼情況。換句話說，善終守護師必須代言臨終者的心，代理臨終者的意願。事實上，醫師是支援「肉身」的人，他們的工作就是趕走死亡，挺身與死神作戰。但善終守護師則相反，我們從一開始就接納死亡，然後陪伴當事人面對死，基本上不與死對抗。

幫助善終的四個重點

一、讓家屬碰觸臨終者的肌膚

臨終者死去時，即是本人將身體放下的瞬間。就在那個時間點，我們開始用自己的身體守護亡者。

善終守護師要告訴家屬，臨終守護的終極意義，就是要與家屬手牽著手，用手把溫度傳給亡者，這即是他臨終前活下去的希望，並用身體把我們一直守候在側的這件事表達出來。

擁抱他送行，即是這意思，這不是單用語言可以傳達的。

所以，我們用雙手環抱臨終者，「你現在活在這裡，是如此地重要」這些話不是用說的，是用身體傳達給臨終者。

這個時候，語言只是矯情，我們用超過語言的身體傳達。只要抱著臨去的人一分鐘，就算只握著手一分鐘，都能帶給他人生的價值感。在關鍵時刻，即將歸去的人，其實什麼都了然於心了，他們反而會用愛來回報我們。

被擁抱時，不安及恐懼消失了，對於家屬而言，與家人永別後的失落感因而消弭，因為他們從所愛的人那裡領受到喜悅、希望與愛。

這即是善終守護師見證充滿尊嚴的「生命接力棒交接」現場的瞬間。

二、傾聽、複述、沈默

當人臨終時，不需要什麼鼓勵。所有的一切都採取共鳴、傾聽。當理想與現實衝突時，無論如何鼓勵，對本人或守護師而言，都只是虛言罷了，因為此刻臨終者已知道自己即將離去。

他們已無法進食，多數時間都在沉睡，連眼睛都無法睜開，本人已了然於心了。能多留在他身邊去了解他是件很重要的事，百分百了解很難，但傾聽是可行的。

我的方法是這樣：

臨終者說：「我漸漸不能吃飯了。」

我便複述他的狀況：「你吃不下飯是嗎？」

「怎麼辦？」

我則回答說：「嗯，應該怎麼辦呢？要怎樣才能吃得下飯呢？」

在日常中，唯有傾聽及複述對方的語句。當然，我們仍會努力思考臨終者喜歡吃什麼，如何對他的身體好？但一定要依他本人的意見。

傾聽、複述、沉默……。使用這個方法之前，要先傳達「溫暖」，也接受對方的溫度。

某次，在演講時有位看護士問我：「我們養老院的老人不聽我們的話，該怎麼辦？」我回答：「擔任看護的我們，不是拜託他們來聽我們的，而是我們要去聽取他們的意見。請花時間聆聽，直到老人家覺得沒錯、就是這樣。應該這樣才對！」

看護人與被看護人，事情被這樣兩分時，我們會變得傲慢。想到高齡老人家活了好長日子，他們長年累積的無形禮物即將交棒給我們，我們自然就能謙虛地侍候在他們身邊。

三、常說「沒問題」

母親在醫院病逝前，我一直對母親說「沒問題，放心」。

我在醫院附近買了麥克筆、兩張海報紙及透明膠帶，在自製的小海報寫著「在奮鬥不已的母親面前，請不要跟她說加油，請跟她說『沒問題』，請她放心。」我把它貼在母親病床上方的牆面。

接著我握住母親的手，抱著她的肩。我去吃飯的空檔，住在附近的兄姊、甥姪兒全來握住母親的手。

我們握著她的手，一如小時候母親用那雙手握著我們的手。

某日，母親醒後跟我說：「妳常說的『沒問題』，我終於懂了！那是說在這裡有妳在，在另個世界有爺爺、奶奶等著我，所以沒問題。對吧？」說完不久，母親就以如她所願的方式走了。

當人接受了死亡，歸人即能擁有神佛般的力量，這時我會對臨終者說：「你會如願地以你的方式回去，沒問題的。」而後臨終者的病痛瞬即消失，心情變得平穩安詳。

四、與臨終者的呼吸調和為一

第一章裡，談到和子的例子時，提到與臨終者同步呼吸的重要性。善終守護師除了著重現場的守護陪伴，還要永遠站在臨終者的立場思考，保持貼心、溫柔的守護。

有突發狀況時，要冷靜對應，首先就是把呼吸調整好，關鍵時刻能幫助臨終者調和呼吸。

在此特別介紹齋藤孝《呼吸入門》（『呼吸入門』）的呼吸法：

「這種呼吸法非常簡單，把注意力集中在丹田，用腹部做呼吸。從鼻子吸氣三秒，再把它留在腹中兩秒，然後用十五秒慢慢細細地從口中吐出去，就這麼簡單而已。習慣時，用鼻子呼出也可以。以『三、二、十五』為一組計算，共計六次，總共兩分鐘，集中專心地做。綿長悠緩地吐氣，力量及注意力放在臍下丹田。當人緩慢地呼吸時，連死都不足畏懼，將進入沈著的精神狀態。」

我參照了齋藤孝老師的說明，以和子的案例來思考我所提倡的「呼吸合一」。

起初，和子的呼吸慌亂，我抱著她、撫觸其身體，配合她的頻率來呼吸，然後我慢慢調為深呼吸，再用手把深呼吸的節奏傳達給她。經過四、五十分鐘與她的呼吸合拍同步後，和子的氣息終於與我合而為一，就在那瞬間，她離去了。

呼吸、觸撫的動作促成合為一體的感覺，自己的身體已成為對方一部分時，這種「渾然一體」的感覺，臨終者也會感受到，整個人就會平靜下來。

那時感覺很舒服，完全沒有不安，任何人都會覺得美好。光是呼吸合一法，就能令人歡喜，獲得深沉的放心。

相反的，臨終者發現自己的身體只有他獨自在支撐時，往往會感受到不安及壓力。

自己的呼吸與他人共有，將產生「自己的存在被人肯定」的效果，與他人身體「合一」的感覺，將引導臨終者走向平安的世界。

為了這麼重要的臨終場合，奉勸大家在日常中就要開始鍛鍊呼吸法。

善終守護師具體工作內容

當本人被宣告來日不多時，善終守護的工作即可開始。我通常在這個階段接到工作。

我常接到二、三十歲的兒女來電，說他們五、六十歲的父母到了癌症末期，最近被醫生宣告即將走到人生終點，他們不知該怎麼讓父母幸福地離開人世。

我們從臨終者進入終末期（已無痊癒可能）到入殮納棺前，聽取臨終者與家屬的需要及想法，為善終做一切可能的準備。

了解臨終者心意

首先，我們會跟臨終者討論，遺下的事業如何整理、完成？假如不想在醫院裡而想回家臨終的話，該怎麼辦？覺得怎麼樣的死去最理想？希望由誰來守護臨終？

年齡五、六十歲的臨終者，被醫生宣告走到人生盡頭時，墓園要怎麼處理？葬儀想怎麼辦？我遇到很多案例不想增加孩子的負擔，那麼我們會幫忙查詢當地墓石店、葬儀社的價錢，並對臨終者及家屬做出提案。

臨終者病情突然惡化、或疼痛加劇時，是否叫醫師出診？我們通常會聽取臨終者本人及家屬的意見，視情況需要與醫師商量。若是獨居的老人，善終守護師會代替善終者把所有事情準備好。

先與家屬及當地醫師預做協商

回家等待臨終的人，當他們的身體發生緊急狀況時該如何處理？最重要的是，若沒醫師的死亡證明，基本上臨終者即使亡故也不算「正式死亡」。而且，未開立死亡證明的死亡，在法律上被認定為「事件」，還要找警察及法醫來現場調查、檢驗。從法律角度來看，我們絕對必須與地方上的醫師做好事前協商。

當臨終者病況加深、已不能言語時，家屬如何面對，又如何給予支持？這些即將到來的事實，善終守護師要向家屬說明，引導家屬冷靜處理，並讓家屬了解臨終者的身心狀況。

然而，即使選擇在家臨終，家屬也可能心情動搖，臨時有緊急狀況又想把病人送進醫院。發生這種狀況時，善終守護師仍須堅守工作崗位，換成到醫院繼續守護臨終者，直到離世為止。如此執著守護，全是為了讓臨終者有個幸福的死亡。

重要的是，在家守護送完了臨終者時，善終守護師要立刻聯絡醫師。幾乎所有醫師都說二十四小時隨時待命，但臨終人若在深夜亡故，我們通常不會馬上聯絡，而是與家屬一起感受臨終者的餘溫到最後，等早晨才打電話聯絡醫師。因為醫師也是人，等太陽出來再找醫師來，比深夜找來要容易溝通多了。有關這種情況，必須事先與家屬取得共識。

擦洗身體並幫臨終者穿上喜歡的衣服

善終守護師的工作是以死為前提而接下的任務，雖然如此，但我們會對家屬說，在臨終者本人接納死亡之前，請他們絕對不能放棄希望。關鍵在，當本人接受了「死」，而「迎接使者」也降臨了，那時家屬們就可以開始送終了。

臨終者逝去後，我們會與家屬一起擦拭遺體，穿上事先討論過的、最愛的一套衣服，然後把其後的入殮及葬儀交給葬儀社處理。善終守護師主要是做精神上的支援，做靈魂交接棒的見證人。從人生終末期至入殮為止，所有臨終的細節及準備工作，都是我們服務的項目。

特輯

如何面對癌末疼痛？

在家臨終常有個很大的不安，那就是痛起來時，該怎麼辦？一般有使用嗎啡的選項，島上因醫護條件不足，基本上不能使用嗎啡，但平安之家的臨終者其實都沒受太多痛苦。

愈打止痛針可能愈增加臨終者的痛苦。經驗告訴我，止痛劑之外，還有其它緩和的方法。有種說法認為「痛」的感覺，六成來自精神。

實際上，曾有在內地醫院被宣告只剩兩週生命的人，他們來到島上住進平安之家後，卻多活了一年半才走。當有人喊痛時，我就用手撫觸他們。有人說他已到了末期，說他全身都痛，我只管為他們撫觸全身。實際經驗讓我確信，用手的安撫及溫度，可以緩和臨終者的「痛」。當臨終者喊痛時，我不會立刻叫醫生，直到真受不了時，我們才會聯絡醫師，或請護士來打止痛劑。

臨終者的三樣幸福

一、接受死的降臨

我曾為一名六十四歲男性做臨終守護，他的癌細胞已轉移全身，完全不能再接受治療了。

他二十多歲的女兒來找我時，他已被安排進安寧病房。醫生跟家屬說明病情已到末期，餘日無多，但沒對臨終者本人說明，家屬也說不出口。結果，安寧病房的醫生走進來要接人，直接對他說：「沒時間了，我們移住到安寧病房吧！」第一次知道實情的他驚愕不已，開始十分懊悔自己的人生。

他四年前查知癌症，一個月前身體出現異狀再度入院。在普通病房時，身體並沒出現明顯變化，被移到安寧病房才突然要開始接受死。剩餘的日子想要做些什麼？兩個兒女不知如何是好，因此跑來找我。那時我提議「二十四小時善終守護」，對方立刻答應，我因而接下這個案子。

其後，女兒被父親罵回去：「你們都不要給我來了，囉嗦，不要來了！」女兒被父親的怒斥嚇到，又跑來問我，我跟她說：「那不是父親的本意，去吧！若不去，妳將來會後悔，妳要好好想一想。」

人在醫院臨終時，有時會發生「譫妄」（出現暴言、暴力的錯亂狀態）症狀。因為，在醫院臨終的人必須同時接受兩件事，一個是他的終點站在醫院，另一個是他要接受死亡將至的事實。當他無法接受這兩者時，即使親人帶著愛意問候，他也會感覺對方虛偽囉嗦。他正懊悔著他的人生苦短，無法接受的事還很多，覺得孩子們根本不懂，因此脫口都是暴怒惡言。家人本來想安慰他，卻沒傳達好，反而造成他不滿。

他正在拚命準備接受死的階段，這個時期子女一定要到場，鼓起勇氣，即使被怒罵也要去，如果不這樣，臨終者會在孤獨中逝去，兒女只會留下深深懊悔。

在這種狀態下最後仍能接受死的降臨，多半關乎臨終者是否持有清晰的生死觀。例如，死不是結束，死是新的誕生；或者肉身滅亡了，靈魂依然活著等。能否把「死」看成一種「希望」，關係著臨終者對死亡的接受與否。

善終守護師會花長時間與被宣告來日不長的臨終者慢慢地溝通，如此才能讓對方放下執著、接受事實，並與家人告別，然後卸下肉體，安然逝去。

時間到了，肉體衰弱、不能言語，連進食都不行了。從現實上，臨終者感受到死期已近，這時他開始接受死。坦然地接受死，當臨終人的夢想被實現時，他會幸福愉悅地接受死。

然而，「迎接使者」還沒來時，本人即使接納了死也死不了。

二、「迎接使者」一定會到來

前述這位男性在過世前兩天，對他女兒的態度變了。顯然，「迎接使者」已經到了，他變得神情愉悅。

是什麼讓他變了一個人呢？

因為，本人已非普通人，而是接近神佛的存在，精神狀態讓他變得幸福圓滿。

為什麼我知道「迎接使者」已到？

由臨終者本人告訴我的「故事」，我知道「迎接使者」已到來。

「我連人帶車掉進了稻田，來救我出來的，是死了的某某人……」平常我就跟他女兒談「迎接使者」的事，所以當她聽到父親這麼一說，很快地就理解時間已經到了。

他一整天都在自言自語，像是跟「迎接使者」說話，神情愉悅地一直說著說著，翌日即平靜地走了。

聽說人要走時，腦會分泌出嗎啡，臨終者其實沒有痛苦與寒暑，甚至連恐懼也會消失。

人的身體裡，自然俱備了這些機能。而且，一定會有「迎接使者」，「迎接使者」還沒來時，人不可能死的。「迎接使者」來了，人的靈魂可以來來去去時，這個時候人才會邁向死亡。

臨終醫療學者卡爾・貝克（Carl B. Becker）蒐集了數千個臨死經驗報告進行研究。現在日本變成了小家庭，從前只有老年人才跟我們談這些經驗，令人遺憾地，這些故事已沒人再提起。不知不覺中，日本人對於客觀的、重要性的東西的看法，發生了重大變化。

我從臨終者那裡聽到「迎接使者」的實蹟，我也從無法言語的臨終者的表情，得知「迎接使者」的存在。他們的表情因「迎接使者」的來臨，變得明朗、平靜，而且容光煥發。

三、自己的臨終自己製作企畫

有一次接下一個善終守護工作，我與該臨終者是第一次見面，她是癌症末期患者。在我到訪前，她已有十天左右，不能言語也不能進食，只靠打點滴維持。我把她抱起來問候說：「初次見面，不好意思！」然後開始撫觸她的手。

剛開始她沒有任何反應，於是我問：「『迎接使者』來了嗎？」這一問，她眼睛張開了。於是我又說：「『迎接使者』若還沒來是走不了的，沒問題，會如您的意的。」這位似乎已失去知覺、一直沒反應的臨終者，居然開口回答我說：「我知道了！」甚至示意要我喝茶。

找我來的女兒，為此大吃一驚。

其實，臨終者自己已了然於心。

當我要離開時，找我來的女兒說：「我想送您到車站，但這段期間，我留媽媽一個人在家，不知道好不好？」我說：「沒問題啊！」

為了守護母親的臨終，女兒一直都不敢讓媽媽落單。不放心的女兒又問我：「真的沒關係嗎？」我肯定地答覆她：「沒事，就像平常一樣就好。」

即將踏上歸途的人，他們會為自己的臨終製作企畫。女兒一直認為，搞不好自己睡著時，母親就走了。因為這樣擔心著，自從把母親接來照顧後，她都無法安眠。我對她說：「說不定，媽媽本來是希望自己在睡夢中離世呢！」

那位癌末的老媽媽，在翌日中午離開了人世。女兒最後問母親說：「媽，您現在想著什麼呢？」媽媽最後的回答是：「其實，我剛才準備葬禮去了。」最後，女兒抱著母親的頭，大家握住媽媽的手，讓她安然平靜地離去。

那是個非常棒的善終，這個案例讓我深信，「死」其實是可以自己製作企畫。

老媽媽出生在松江，但一直都住在平田一帶，當女兒準備在松江為她舉行葬儀時，女兒跟我商量，是否載著媽媽的靈柩到鄰居朋友最多的平田去繞一圈？當時我沒發表意見。

出葬當天，由於火葬場的順序變更，讓從家裡出發出殯的路程，多出了三十分鐘的空檔。這時，靈車司機不知從哪裡來的靈感，竟然說：「我們繞過去平田再開回來吧！」就這樣出殯車隊往平田出發。

這一繞，老媽媽過去的鄰居都跑了出來，司機把靈車停靠下來，打開靈柩視窗讓鄰居見她最後一面、合掌告別，然後才圓滿地送去火葬。

像這樣的事，已不能算什麼奇蹟了，在守護現場頻繁如常。

第3章

只能在醫院等死的日本醫療制度

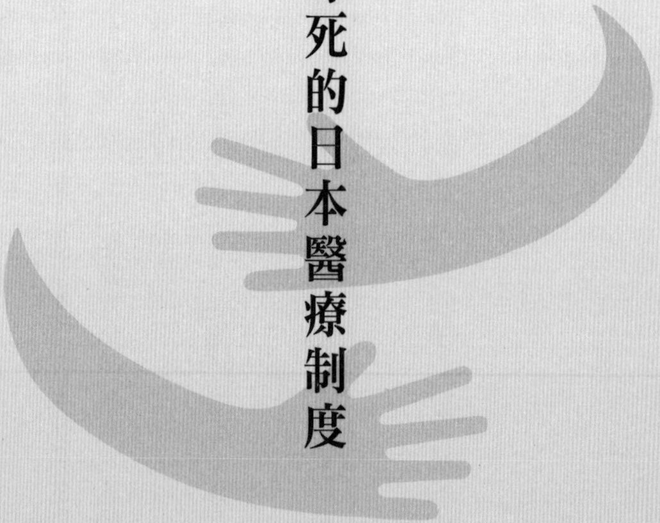

當家人突然被宣告來日無多時，您該怎麼辦？

或者，如果那個人就是您自己的話，您會希望怎麼辦？

很多人都說，他們希望最後的日子在自家安靜地度過；然而，實際上多數的人是在醫院寂寞地走完人生。

日本的文化、社會制度激烈變化，我們面臨的生死課題不勝枚舉。我們活在非常矛盾的社會，但無論是臨終者還是送行人，都期盼能貫徹自己的生死觀，實現人人可以從容無悔、安心臨終的社會。

殘酷的現實

某位住在養老院的人士早聲明拒絕延命搶救，但發生緊急狀況時，仍被養老院送到醫院，最後在醫院痛苦又遺憾地死去。

當時我正好在福岡某私立養老院工作，該養老院的建築像星級飯店，提供老人豪華三餐及溫暖笑容。當時，有不少老人賣了不動產才住進來。其中有位九十四歲的老律師，他一直交待我說：「柴田君，我準備死在這裡，我拒絕延命醫療、住院等等，若發生緊急狀況，妳要記住我已經受夠了，拜託！」

某日，這位老律師因呼吸困難被送到醫院，他人還有意識時就曾跟醫師說想回養老院，但依然被醫院的搶救治療「五花大綁」，最後身上插滿管子，令人不忍卒睹地死去。

這樣的結果令我每次回想起來，就心如刀割。

停止無謂的延命治療反而能活得更像人

就一名看護士的立場而言，關鍵時刻對這事根本無置喙餘地。這體驗後來成為我挺身而出的動機，決定踏上無醫村的離島，從事善終守護的先鋒開拓工作。

來到小島後，我發現人生來本有療癒力。把生死委託給神佛的島民，天真自然又「海派」，徹底改變了我的價值觀。

話說我也曾經歷癌症手術，連自己都接受治療了，當然不是否定現行醫療制度。但若人已到了不得不接受死亡的階段，停止醫療現場的奮鬥，反而能活得更像個人，拒絕醫療的人也許反而可以更長命。

朋友岡崎的父親在醫院病故，他身體一向非常健康，曾自豪能活到一百二十歲，過去根本沒機會跟他談延命搶救的問題。結果，八十八歲那年，他突然無法言語也無法進食，家人當然就將他送醫。

剛住院時，最初餵食流質食物，後來連流質食物也吃不下，只好打點滴。住院兩個月，體重掉到三十八公斤，血管硬化到點滴都無法施打。他勉強能以嘴巴和搖頭點頭來表達，問他要不要做胃造口？得到的答覆是否定的。

然而兒子與醫師商量後，醫師在他鎖骨上打入點滴，施予營養劑。即便他還能表達意願，家人依然做不了停止延命的決定。

他受不了點滴管的痛苦，常想伸手拔掉，結果，護士把他的手綁在床上，讓他動彈不得。老父用微弱的聲音拚命說「想回家」，然而家裡還有年紀已大的失智老母，兒子也有工作纏身，實在無法接父親回家照護。

後來，岡崎的父親在醫院得了肺炎，就此撒手人寰。

岡崎說，父親臨終時，他一直守護在身旁，這還算有點心理補償。其實大部份人都在這種狀況下無可奈何地臨終，現今社會已把在醫院病故當理所當然的「現實」。

家屬的障礙

二〇一一年，我從知夫里島搬到米子已有兩年。我守護過的善終者，沒人接受延命治療，但從離島回到內地才驚覺，竟然有那麼多人依賴延命醫療而活著。

人們明明是自己生命的主人，卻認為醫院一定會想辦法幫我們。醫院是絕對不會讓我們死在那裡的。

醫院並非讓我們臨終的場所，這真是搞錯了！

醫院透過搶救及延命醫療，當然不會讓人「簡單地死」。

我認為，人的臨終應該是生活的一部份，自然地在家人、鄰居的話舊聲中送行。我期待這種古老的送行文化能復興。

自己的歸途希望怎樣安排？這最好事先跟周圍的人說好，即使還不到末期階段，但人生無常，為免突發意外、失去語言能力，這樁事最好儘早先與家人談妥。

上述是交待自己被看護時的要求，但若看護對象變成自己家人時，通常會出現更煩惱的兩難局面。

他們會希望親人多活一分鐘也好，從家屬的眼光來看，這樣想也許是理所當然，但那有時只是家屬的「自私」。

接納死是需要勇氣的

我母親從前就說希望能自然死，所以後來她沒接受延命醫療。其實，在母親臨終時，我的想法也曾動搖過。最後十四天都陪伴在她身邊，總想多少讓她再活長一點。家屬寄望延命醫療的心情是可以理解的，正因人的矛盾，所以拒絕延命醫療是需要勇氣的。

當時，我為母親著想，想說她辛苦了一輩子，應該讓她解脫。這種決斷基本上就是接納死，本來就很需要勇氣。

在關鍵時刻拒絕延命醫療，不是跟「殺人」差不多嗎？這種生命的責任，誰也承擔不起。很多人談到自己的臨終，總會說「一切交給你了」，為什麼把自己的生命交給別人呢？連吃頓早餐都會想要吃什麼，臨終之事真的可以說「一切交給你了」嗎？

家人也要學習接納死

很多人都期望在家臨終，然而現實並非如此。例如，無家屬的單身者臨終時，照護支援專員會依規定把人送到醫院或療養院。然而，東京為壓低醫療保險的支出，指導看護制度的人往往就讓單身臨終者在自宅死去。

以實際狀況來說，東京有很多人孤獨地在家死去。地方現況與東京又不一樣，與其說是制度上的問題造成差異，還不如說是家庭的問題。家庭有本身的家族史，也有家人彼此關係的問題，擔任守護的一方願意擔起臨終照護責任嗎？也有人思考後說不，理由並不一定是關係不好，而是若發生緊急事故要怎麼辦？

本來就準備要死了，為什麼還在問「人死了要怎麼辦」？人面對死的心理真是矛盾。

我有一個實例。

有位臨終的太太，期待最後在家度過，先生勸她說：「妳能吃下這些流質食物，就帶妳回家。」結果太太努力地吃完，丈夫卻拒絕，他說「讓她回家，我會害怕。」結果，太太就這樣在醫院走了。

我認為，與其說是害怕，歸根究柢是許多家屬無法承擔人命之責。

他們茫然期待誰來幫這個忙，這樣的依賴度一直上升中。連家人的生命都想交給別人，最好全交給醫院及醫生處理，他們基本上不願負這個責任。

無謂的延命治療

我不是醫療人員，沒醫療專業知識，但我一直對延命醫療抱持疑問。首先，接受延命醫療的人，其實多半都不知道治療後果會怎樣。

例如，胃造口是從胃壁及腹壁開個洞，再置入導管於胃洞口，直接從管子注入營養劑。醫師有時做胃造口時並沒跟家屬詳細說明，因為這比鼻胃管操作簡單、不太痛苦，對陷入昏迷、進食困難且有危險的患者，確實是最方便的。然而，胃造口也可能發生食道逆流誤入氣管，導致肺炎死亡。醫師應事先好好說明優缺點，家屬也應好好理解後才做判斷，最好是人還健康時，家人彼此就先討論好。

我自己的女兒也說，我若陷入緊急狀況，她會讓醫生為我做延命治療。為「善終」長期投入運動的我，連自己的女兒也說服不了？

女兒說，她知道那是自私的，但是「我不想讓妳走呀」！

我只好事先寫好「臨終備忘筆記」來說服她，同時也交待工作人員。延命醫療若是本人期望的，那沒話說；若沒經過本人的同意，簡直就是酷刑。

三浦綾子曾在她的書中寫說：「人生最苦不是白髮人送黑髮人（日語稱為「逆緣」），而是明明臨終人家還不讓我死。」我在現場看了很多例子，對於三浦的說法極為同意。

護士說怕病患拔掉點滴，所以把他們五花大綁在床上，這樣的臨終可不就像酷刑？

延命醫療結果會如何？這需要具體談一下。

做胃造口延命治療真的比較好嗎？

從前住在平安之家的老人也有的因無法進食住進醫院。醫師會問本人想做胃造口嗎？還特別用輪椅推著當事人，實地去看看做胃造口的患者。

其實，有很多醫師連說明都沒，直接就為患者做了，那位曾與我一起做演講的醫師，難得向這位老太太解說得這麼清楚。

看到其他人的實例，老太太回說：「我要是變成那副模樣，就不想活了！」當時，醫師、我及臨終者的兒子都聽到她清楚地拒絕。

然而，當她被推到病房後，醫生再度開口問「需要做胃造口嗎？」，這時兒子竟回答：「那就拜託您了！」

他希望母親活下去，某種角度這代表兒子深愛著母親。

老實說，我們三個人都滿痛苦的，兒子也是提足了勇氣才說出決定。醫師很困惑，不知如何是好，因為臨終者才一口回絕，兒子卻又要求。好在這個案例，後來因為母親的情況好轉而沒必要做了。

我還經歷過另一個例子，那就是長期與帕金森氏症纏鬥的女攝影家黑田。她曾住到平安之家，於四十歲就發病。

十六年間，她拍攝超過一萬張以上的花朵作品，且連續十年發行花朵月曆，因這項愛好而與很多人結緣。可惜，隨後黑田因為肺炎進食困難，在她同意下，她做了胃造口。飲食對黑田而言，是每天唯一的樂趣，她人還住在平安之家時，只要能夠起床的日子，連吃個果凍都當享受。

出院前兩天，她問從身邊走過的醫師：「出院後我就可以吃東西了嗎？」醫師只回說：「不行！」就快步離開了。

目睹全部過程的職員，吃驚到來不及反應，就在出院前，黑田的狀況驟然陷入危急，結束了五十九歲的人生。

我覺得當時醫師即使只給她一顆砂糖，都會讓她看到希望。回想這些，只是徒增我的遺憾。

我不是醫療專家，專業細節我確實不懂，我們不能說胃造口全然不好，但若想在自家平靜走完人生，確實別做胃造口較為正確。

美香的父母早故，她與先生結婚後即與奶奶同住。第一個孩子臨盆前，奶奶的身體突然出狀況，變成無法進食。美香來聽過我的演講，也認同我的想法，她期望在自家為親愛的奶奶送終。

當時，美香有問奶奶的想法，老奶奶說沒看到曾孫她不願死，為了奶奶的心願，只好為她做胃造口。美香順利產下嬰兒，老奶奶想抱曾孫的心願終於實現了。我去探望美香時，發現她把嬰兒床與奶奶的看護床放在同一個房間，老婆婆與嬰兒睡在同一個房間。

也許有人認為，初生嬰兒與死期將屆的老阿婆同室而居，不是很危險嗎？然而，當我看到這景象時，實在美得令人感動，因為我明白美香為了照顧奶奶是何等地奮不顧身。

其後，奶奶的營養劑發生逆流，已不能插管了，最後只能用點滴維持生命。美香在最後幾天，直接躺在奶奶床上陪伴她，配合老人家的呼吸，直到她平靜下來，最後奶奶安詳地走了。

老奶奶實現了想見第一個曾孫的心願，還有孫女獻身照料，最後得到善終。對美香這個孝孫女，我只能俯首讚佩！

生不如死的地獄場景

鳥取縣某高中曾找我去演講，當我講完後，有一位看起來很時髦的女同學舉手說：

「我不想像爺爺那樣痛苦地死去，所以曾想要在父母還活著時就死去，但今天聽了柴田老師的演講後，我發現其實有安詳善終的辦法。今天聽了這席話，覺得人長壽也不錯嘛！」

這女孩的想法並非單一特例。我把這件事告訴了上野千鶴子老師，她因此介紹我讀她與古市憲壽合著的《上野老師，學生我不准您自私地死翹翹》（『上野先生、勝手に死なれちゃ困ります』）。

古市先生是上野老師的學生，一名社會學研究者，一九八五年出生。書中寫道：「比起不能讓白髮人送黑髮人的社會規範，年輕人那份『不想讓父母比我早死』的心情更是強烈吧？」大刺刺白紙黑字，年輕人的想法實在令我吃驚。

這本書提到，不願目睹父母臨終的慘狀，所以想比父母早死，以便眼不見為淨。其實，有這種想法的年輕人正在增加中。聽到這種論調，與其震驚還不如接納來得務實。

我一直認為白髮人送黑髮人是為人父母最難過的人生悲劇，何以現在年輕人竟自私地用「先死」設想自己的「幸福」？為何不想想，父母若真遭逢喪子悲痛，不也摧毀了往後的日子？

不過話又說回來，讓孩子有這種想法的原因，正是我們在父母住院時，為他們演示了人臨死時全身插滿管子，痛苦不堪、不得善終的人間地獄。

我們一定要面對這個問題，因為今天年輕人想「早死」，是我們這個世代的人所造成的。

連醫護人員都感到矛盾的制度

對醫師而言，救護車送進來的病患，意思即是說「讓我活下去」，這種情況，醫師即使明知這個病人來日無多了，但由於家屬懇求，只好進行延命醫療。何況這時萬一有點閃失，還可能被家屬提告。

醫師其實也知道，這些治療對病人而言猶如酷刑。有些醫護人員因為實在看不下去，只好辭掉工作。好不容易當了醫生卻毅然辭職的多數是年輕人，特別是與死直接有關的醫護人員。

我曾受邀到醫師團體的會議上演講，在我談論自然死這個主題前，有醫師談到「醫療現場死」的辛苦。這類醫師們本身往往已看出當前醫療現場的問題，延命醫療變成一種「可能」，有人因治療而成功，也有人落敗。這一點，我們仍得慎重認識並小心拿捏。

經過延命醫療而死，變成非自然的、令人忌諱的情況，這個事實令醫護人員備感無力。死不能被稱為「不幸」，如果家屬覺得親人「死得不幸」，大約就可能向院方提告了。

期待能在自家善終的自然死

我常受邀去醫師團體講「自然死」，可以想見「死」對現代醫療而言，是何等重大的課題。二〇一一年三月，我曾到北海道「羊蹄醫師會」去演講，羊蹄醫師會的邀請函上寫著：

「……這樣好嗎？『死』一旦被稱為不幸，我們的人生怎麼能幸福。然而，死的瞬間只要幸福，就算得到幸福人生。您已有實踐這一點的對策、並日趨成熟，讓人生幸福的對策，即是在住慣了的自宅守護善終……」。

那次我的演講題目為「典範轉移」（paradigm shift）。當我講述於自家善終守護的自然死時，可能有人想起死去的親人，現場傳來啜泣聲。最後提問時，有一名醫師說：「我怕死，若得了癌症，並不想被告知餘命，我要怎樣才能去除死的恐懼呢？」這位醫師率直地問到「死的恐懼」，而且竟能在眾人面前提問，其勇敢與謙虛真令我佩服。

當時我的回答是：「我也反對告知，誰有資格宣告我們的生命要結束了？人並不容易接受死這件事。然而，若是已故親愛的家人親友來迎接我們，臨終者便能接受死。當這個人接受死的剎那，便化作活菩薩，死的恐懼隨即消失了，人因此變得幸福圓滿。沒問題，剛才這位醫師先生，您有一天一定也有那一刻降臨的時候。」

演講結束了，我正在整理東西，有個年輕女孩拿著手帕走近我說：「柴田老師，我母親最近因為癌症走完五十歲人生。我母親在醫院工作，但她希望在家裡度過最後日子，最後她在家裡走了。不過，我至今苦惱著，因為媽最後很痛苦，她死前突然睜開眼睛盯著我看，然後才嚥下最後一口氣。我忘不了母親那眼神，好痛苦……。」

女孩子一面說，一面流淚，我擁抱著她說：「其實是妳把自己的痛苦，投射在母親的身上，母親臨終時看起來很苦，其實並不是這樣。人臨終時，會釋放出人身上最高成分的嗎啡，最後張開眼睛看著妳，是因為想再看一眼心愛的女兒。所有的人都因為越過死亡這一刻，才真的變成神佛菩薩，妳的媽媽如今微笑地守護著妳呢！妳承繼了媽媽的福分，要好好活著呢！」

女孩聽了泣不成聲，好一陣子才擦乾眼淚，微笑著道謝揮別。

另有一位罹患恐慌症的女孩，她已哭得雙眼紅腫，勉強擠出笑容走近我說：「打從生出後，我就一直與命運搏鬥。漂亮的善終代表漂亮地活過，像我這種人也可以漂亮地活過吧？真歡喜！」

這女孩曾遭遇什麼苦難，其實無從理解，誰也沒辦法替代她承擔命運。奮鬥過的人生，當「迎接使者」一到，即能瞬間成神佛，因死而得救。凝望揹著沈重包袱的女孩背影，我唯有在內心為她祈禱。

公立老人院應守護臨終尊嚴

二〇〇六年通過施行的「臨終加給」制度，讓在自宅臨終更形困難。現行制度中針對公立養老院的「臨終加給」（政府針對公立養老院以臨終者特別看護的日數為點數，用保險金支付院方作補貼）通行後，行政單位口說鼓勵大家在自宅臨終，實際上具體制度卻反其道而行。愈是想在家過世的人，愈是不可能在現有條件中實現願望。

根據問卷調查，日本有八成的人希望於自家臨終，但實際的統計卻顯示有八成的人在自宅以外的醫療機構裡亡故，我認為「臨終加給」制度更促成這結果。如今由於制度與人心相違，在自宅內死去基本上是個夢，很難實現。

人在公立養老院中離世，屆時養老院依加給點數可以拿到補助；但據我個人聽到的消息，其實多數老人、包括院長本人也表示寧願在自宅過世。

然而，一住進養老院的人，即被框在制度裡，想回家往生根本無路可走。

醫師長尾和宏表示，自從公立養老院推行「臨終加給」後，只要老人有一點狀況，看護就神經緊張，立刻打電話給醫師。對看護而言，他們只因為政府發給「臨終加給」而看護，沒受過臨終守護的教育，突然叫他們守護當然會感到不安而做不到。

幸福善終的先決條件不在場所，而在守護人

凡人都有一死，關於臨終的教育應該普及化。

也許在自家死去不容易實現，但我們最少要為公立養老院、醫院裡的「善終」做好鋪路工作。

我在前面提到，人於自家臨終並不等於幸福；幸福善終的先決條件，

與其說選擇場所，不如說選擇守護人。

然而，家裡有親愛的家人，又充滿了回憶，所以當然會想要在家裡臨終。

介護度（日本醫療制度，用以評估失智或失能的長期照顧需求度）達四至五的人，在制度上應該進入照護醫療機構。以我在米子的工作經驗，這樣的老人其實想在自家過，但照護機構為了爭取「臨終加給」，紛紛把臨終者引入照護機構的體制裡。

我們非常明白家屬負擔沉重，為了減輕家屬們的負擔，我們在地方上推動「天使團隊」，然而這個義工活動並不容易。（有關這方面的問題思考，請參閱第四章。）

年輕時我在養老院看到，老人們身體一旦惡化就被移送到醫院。住進養老院的人，隨著年歲增長，介護度爬升至四或五，大家都對內心的希望絕口不提，為了不給子孫添麻煩，老人們已放棄回家的渴望。這些人幾乎全數在醫院、照養機構中死去。

然而，到頭來如此孤單、恐怖地死，那人究竟為什麼而活著？

「回家」原本是所有人的期望，我們應創造一個守護「臨終尊嚴」的社會。

如果現在不推動臨終尊嚴，將來我們的孩子孫兒們，看到雙親、祖父母臨終前的慘況，發現自己也有如此悲慘的死等在未來。這種情況一直下去，只會讓「活著」變成年輕世代的悲劇。

平時，家人回家的互相問候：「我回來了」、「你到家了呀」，當人生大功告成時，我們也應該像這樣互相問候。回到家就是這一句問候，在機構或醫院裡，我們不會這樣問候，對吧？一生努力奮鬥的老人們，最後都希望讓家人迎接回家，然後才踏上歸途。

老人有家卻回不去的悲哀

天使團隊意在支援自宅照護的臨終者，我們會派義工到他們家裡。有一位九十餘歲的女性，當時已做了胃造口，我們去拜訪時，家裡溫情滿溢。女兒不僅細心照料，還一直說「母親是我的寶貝」，很棒的好女兒。這位女兒的孝順值得年輕人學習，現代人只追求速度及效率，使我們社會變得冷漠。

事實上，團塊世代曾帶動經濟發展，現在有了餘裕，照理說應該得到最好的照顧，他們回去時，應該對他們說一聲：「您回到家了」！

最近，我曾到公立養老院探望某個老人家，問他：「有什麼想做的事嗎？」他回說：「想回家！」於是我帶他回到自宅。他一進門先到祖先牌位前，合掌哭了起來。

我認為養老機構應安排老人定期回家，如果住養老院的人就回不了家，真令人感慨我們國家好貧窮啊！老人住進了照護機構後，家屬就急著想變賣他的不動產不說，甚至為了讓老人住進養老院不得不賣房子。如此這般，不叫窮國家還能叫什麼呢？每個月帶老人回家一次，算基本人倫天理吧？

住進安養院連開口說「想回家」都是奢求

一般日本人習慣早晚對祖先牌位禮拜，我們家也有祖先牌位，總是與孫兒女一起禮拜。住在安養院的老人家雖然不愁衣食，還有二十四小時空調，然而最重要的「心」卻被忽略了。我願能實現那「想回家」的尋常自由。

實際上，進住安養院的人根本開不了口說想一個月回家一次，因為回家後，沒人幫他換尿布，而且坐著輪椅行動不便。即使說了也沒人要聽，就算院裡有人聽他說，也沒人能幫得了。

這是我在離島從事善終守護的真實故事。貞子從內地醫院移到平安之家，我第一次扶持她入浴時，貞子在走廊上就把衣袍全脫掉。這讓我嚇了一跳，連忙把睡袍撿起說：「不要嘛，我們到浴室再脫吧，在走廊就脫，會被人家看見啦！」

結果她的回答更令我吃驚：

「是嗎？可以在浴室脫衣服啊？真好！內地醫院都跟我們說，要在床上就把衣服全脫光，身上只留一條毛巾，才能去浴室。從病房到浴室會遇到那麼多人，真覺得羞恥悲哀！」

住院期間，貞子為了度過難熬的日子，只好裝成失智老人，不跟任何人說話。貞子表示，若不把心先擱在別處，根本保不住完整的自己。

聽她這麼一說，我難過地把她擁在懷裡。

受照護人無時無刻處於被動的悲哀，但在照護現場，這事實卻被視而不見！

特輯

專訪照護師佐藤

從事照護工作的年輕男士佐藤先生，是我們天使團隊的成員，我們請佐藤先生談他的工作現場體驗，並說說他每天所感受的問題。

● 你在照護的工作現場，有沒有感覺矛盾的地方？

最令我感到矛盾困惑的，就是在院裡的老人們並非按照各自滿意的步調、想法而生活。事實上，入住者無論是在房間裡睡覺，還是到外面走走……，這一切日常行動其實都是職員們在做決定。

例如，當天來上班的職員少了，人手不足時，就限制不准外出。

相反的，職員人數多的日子，不管想不想去，他們都會被大家帶去參加娛樂、視聽等活動，或入浴等。

就連吃飯，無法自行進食的人，以營養及健康管理為由，他們會強行餵食。本人想吃什麼、吃多少，根本無關緊要，不用多做設想。

入浴則像在與時間賽跑，接二連三被趕進去，完全不在乎這個人是否現在想沐浴。基本上不可能讓老人放鬆、真正享受沐浴時間。

至於排泄，一天二十四小時共計五次左右，一律同一時間更換尿布。有些人可在照護師的幫忙下自己去上廁所，這樣也能減少尿布消耗；然而，因為照護工作由職員主導，統一管理最省時省力，因此他們會勸導老人提早使用尿布。這種事不能公開說，我只知道自己職場的事，其他照護機構應該也有同樣狀況，就算他們有心要改善，現實其實與理想差距頗大。

老人是我們人生的大前輩，安養照護單位的「管理」態度，基本上就搞錯了。不要誤信入住安養機構就安心了，許多機構都人手不足，不少老人被棄置不管。

●現實與理想矛盾的狀況下，作為一名照護師內心會不會有掙扎？

很掙扎啊！我只做了一年，發現自己變得自暴自棄，看多了，感情都麻痺了。所謂的「尊嚴」，不過是文宣詞彙，我其實比較像在做「沒有尊嚴」的工作。放置不理其實就是虐待，根本已違背所謂守護、尊嚴的理念。

其實，批評職員人數不足、制度及法律有問題之前，還不如先檢討照護人員的態度及想法。

人們對老人的態度真的有問題。

在現實中，我們重複講「尊嚴」，每次有老人走了，就有家屬用到這個詞。但一想到一直在實踐著尊嚴善終守護的柴田老師，我都會對我的工作充滿罪惡感。即使這樣，但自己現在無法割捨目前的工作，只能用各種理由說服自己，在每一天的工作中掙扎著。

●認識柴田老師後，你的生死觀或是人生觀有沒有什麼變化？

由於工作對象為老人，與病老死問題日益相關，這些難免讓我想很多。但一直只是半調子地思索著，對待死亡與對待人們的方式。我一直抱著疑問，遇到柴田老師後，這些疑問已一掃而空。

我明白了「死並不可怕」的道理。知道豐富的人生並不靠金錢，特別是聽到柴田老師過去曾在麥當勞工作時收入優渥，生活卻陷入悲慘的故事，更加明白了這個道理。

我憧憬著像柴田老師一樣，注意細節禮儀、端正的生活方式；對於所愛的人，真的要從日常生活就有所行動。我立志學習柴田老師那樣的照護方式，將來能成為傳承這個志業的人。

從前我還不懂得如何與老人家相處，與柴田老師認識後，她告訴我「不要濫用同情」，因為柴田老師的啟發，我覺得像我這樣的人一定也可以幫助人、貢獻社會，這一點我真的感謝她。

●今後佐藤你的理想是什麼？

我自期成為「善終文化」的傳人。

現在工作的養老院，連我自己都不敢住，更不會想讓家人住進去。總之，那不是人住的地方，但為了工作我只好再繼續忍耐著。

社會現況的死以及對待老人家的方式等等，就跟我目前的職場一樣，不能這樣繼續下去。

一定也有許多人這樣想吧？

若問那要怎麼辦？

首先就是讓他們去聽柴田老師的演講、讀她的書。我們應該從那些發現問題的人著手，這些人如果因此變得能夠承擔又能表達想法，我們的社會就會變得豐富。

第4章

為幸福死預做準備

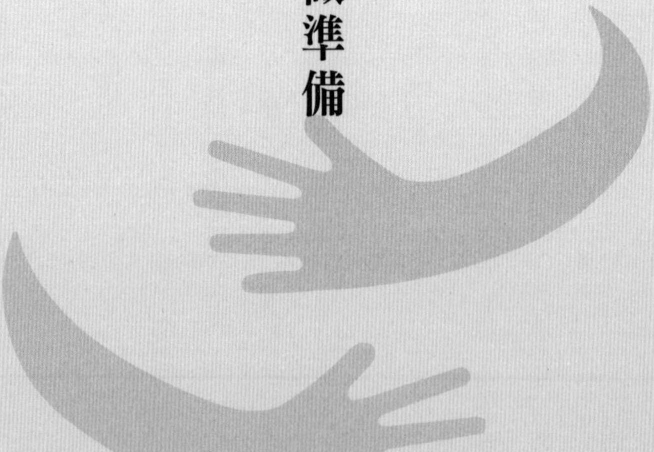

死的方式展現了一個人的人生觀。

任何人都可以學習「善終學」，人活著就該為死預做準備。

我曾在護理短期大學擔任「善終學」講師，非醫護專業立場，而是以一般家屬的觀點看問題，就日常生活提供一些建議。

簡單地說，「善終學」就是，為了平安、幸福地死去所做的準備。

六十歲後必須為死預做準備

若問人生要怎麼落幕，多數人都希望健康活著，然後健康地死去。然而，「健健康康地快速好死」可沒那麼容易，無論人如何健康，死前一定需要他人照顧，就算直到死前都保持健康的人，走後仍需要有人幫忙處理後事。

一般人大約很難想像自己人生謝幕的事，那是因為大家連「死人無法自己爬進棺材，活人就算自己進了棺材也死不了」這麼簡單的道理，都沒認真想過的緣故。

有一次，兩位七十多歲的女性來找我商量，她們是各自獨居的鄰居友人。其中一位對另一位說：「我可以守護妳的最後嗎？」對方吃驚答道：「啊？我跟妳又不是那種關係……」彼此默契不夠而遭拒，以致雙方無法再對話下去。

很多人都想，我可以一個人去死。其實一個人不但活不了也死不了。活人就算走進棺材也死不了，從沒人獨自走進火葬場去死的。聽起來像在講笑話，但我講這些話是認真的。到了一定年紀的人，應認真面對死亡，好好設想自己的臨終後事，以免造成別人的麻煩。

死這件事一定要事先做準備。

首先是與信賴的人溝通交流，以日常電話做些「安排」。想壽終正寢，到時要拜託誰來照顧守護？期望怎樣的守護內容？最好連細節都寫好。

這些預備工作遠比祈求「健健康康地快速好死」來得切實。

今後，相關問題會愈來愈多，我們「善終守護師」就是提供從終末期治療到入殮納棺之前為止，所有生前死後的服務。

我的臨終備忘筆記

我有一本「臨終備忘筆記」，上面寫著自己希望的臨終細節。雖是白紙黑字，但也未必有用，事到臨頭緊急之時，家屬還是會以醫院及自我意見為優先。因此，還必須事先與家人協商好。

我與家人有過數度討論，得到了「兩週時間」的認可，我希望人生最後的兩週能在自己家中度過；另外，放棄搶救一事也得到家人的同意。我若變成失智，女兒說要把我送去照護機構，但最後兩週會讓我回家，她願意在家守護我到最後。女兒還說不要進墓園吧？她是一名按摩師，她要用小瓶子裝著我的骨灰，她搬到哪裡都可以帶在身邊，也可以為我擺上小小的牌位，等到她自己也死了，那就倒掉媽媽的骨灰，換裝進自己的骨灰，輕便的小瓶子讓孩子們容易攜帶。

女兒的想法我大部份都能接受。目前，我與女兒同住，女兒現在雖然住在米子，將來說不定會搬到埼玉縣，也可能去美國定居，所以她說她不要把我的骨灰埋在墓園。

我自己本身則是中元節、過年一定為雙親墓園掃墓，若跟著女兒去美國這些都不能做了，所以我的骨灰不下葬入墓，對將來而言也是權宜方便的辦法。我明白以女兒一人之力，不太可能照顧我到臨終，因此，我在「臨終備忘筆記」裡寫下自己指定的善終守護師名字，同時投保了生前給付的終身保險。當我被宣告來日不長時，足以保障餘日生活，我想把這筆保險金投入最後善終守護之用。

首要重點是不接受延命治療

我的「臨終備忘筆記」有幾項重點：第一，不接受延命治療。再者，女兒不希望母親逝後沒有遺體，所以我不獻大體，也不做臟器損贈。我個人名下沒有財產，所以沒有財產繼承問題。另外，我還寫了葬儀、告別式、牌位、遺骨等需要處理的細節。

我說外婆死了會變成太陽，孫子說那麼他要變成星星。聽到兒孫的希望，覺得自己死後好像還挺忙的呢！

另外，我想舉辦個像婚禮的生前告別式，我想穿著結婚禮服讓孫兒把我推出場，舉行「婚禮告別式」。我的結婚對象是神，而婚禮辦完後，我即將被神寵召歸天。

這樣的告別式，是不是很棒？

為「死」做好準備才能讓臨終者及送行人都幸福

人一到六十歲，就必須為自己的死亡負起責任，說自己可以路倒而死，說自己有個兒子可靠等等，其實都是曖昧又不負責任的玩笑話。

我希望大家對死應有更具體的想法，也就是從生活的角度設想善終並採取行動。如果，諸位正在思考自己的死，那麼下面談到的天使團隊就是必要的後援部隊。

死說起來簡單，但非常複雜困難，一名獨居者若想得到善終，沒十個以上的人手幫忙，恐怕很難實現，只能在醫院裡孤獨死去。

有位五十多歲罹患癌症的男士，死前四天突然對女友說：「我要回家了。」女友於是帶他回他的住處，一個人守護到他最後一口氣。這位男士從前就一直強調要女友為他守護，女友為了愛信守承諾，但這除了愛，還需要不斷與其家屬磨合協談，十分不容易。

請為「死」做好準備，那是為了讓踏上歸途的人和送行人都幸福、圓滿無悔。遠足若沒帶好便當，怎麼會愉快？準備好便當才會有個美好遠足，死與遠足一樣，事前準備很重要。

善終守護只是回歸原本生活習俗

「只能死在醫院」的體制能成立，原因之一就是多數人認為死是可怕的忌諱。為打破這個體制，我們應該讓死貼近生活，建立「幸福死」的價值觀，重新改變人們對生死的看法。

我把守護的智慧稱作「善終學」，善終學其實就是教人活著時就學習與死有關的事，這些學習其實就是生死觀。當生死觀鞏固時，人對死的認識發生改變，就不再恐懼死亡，不覺得需要避諱。對死的想法會從根本上改變，而成為喜事、感動的事。其實這不是什麼難事，正確看待死亡是人人都必要的人生觀。不久的從前，人們還習慣在自家往生，當時人的生活裡就包含死亡的文化。現在，人們把這種文化全丟棄了。我提倡的善終守護，就是想重新恢復原本日常中的死亡文化。

日本的飲食文化不知從什麼時候開始，從米飯變成了麵包。就像重新提倡米飯文化般，我主張傳統死亡文化復興。死其實是日常人生的一部份，現在連我們所愛的人過世，多數人都覺得恐怖。有什麼好可怕啊？給我們這麼多愛的人，當他們歸去時有必要害怕嗎？

像我父親的情況，他當時被醫生宣告只剩三個月的餘命，因此被帶回家中療養。父親逝世後不久，我九十四歲的祖父也走了。父親逝世後，祖父的身體隨之變得衰弱了，成天癱臥在床，當時上中學的我總覺得祖父真好睡，回家都看他在睡覺。母親工作回來看情況不對，就請醫生來出診。祖父後來成了植物人，醫生用大針頭打入他大腿，為他吊上大瓶點滴。記得那時怕祖父因疼痛亂動，我還曾騎坐在他身上壓住。每當母親為他換尿布時，我也會幫忙，附近的姑姑、嬸嬸和同村的人都會一起來幫忙照顧。

父親、祖父死時，地方上及村莊鄉親都來送終，這種情形在當時很平常，但現代人已很難想像這樣的人情。對我而言，死就像信仰神道的父親常說的「回『大國主』神明那裡」。我父親死前也對我說，不用太操心，人往生另一個世界時，不過是脫掉現世的肉身罷了。

死是二度誕生

我很想問：沒了呼吸的死人為什麼恐怖呢？今後再也見不到的親人，為何不趁遺體還在，重溫他的溫度呢？例如，即使會打人的丈夫，當他快死時，也不再有暴力了，所謂「人之將死，其言也善」，有什麼好怕的？

當護士一個人值大夜班時，若剛好有人往生，常會覺得可怕，不敢前去守護。那是因為被腦子的恐懼困住了，其實人剛死時還有體溫，應再一度擁抱亡者，為其送行。

恐懼本身就是自我設限。護士及從事照護工作者，應當下決斷，開始行動，便能越過那道恐懼的牆。若一直遠觀著死，看起來可能有點可怕，但當我們用手去觸摸，心裡念著死去的是我們向來以愛照護的人，自我設限的高牆瞬間就消失了。

現在，特別是年輕人，總認為出生在醫院，死時也應該在醫院。事實並非如此。人生有生必有死，出生是人第一次誕生，死亡則是人的第二次誕生。

在北海道大學的咖啡廳，櫻花紛飛，一地嫣紅。我們選擇了露天的坐席。朋友介紹的年輕朋友惠子，她先生不久前離開人世了，她說無論如何想見我一面，所以我與她約會十分鐘。

惠子一坐下來就哭了：「我先生一直到死前都很勇敢，如今我仍希望感受到我先生，一想就淚流不止……」

「要怎樣，才能感受到我先生？」我跟她說：「先生身體不存在了，但他的心及靈魂就在妳身邊，妳只要相信，就可以感受到。」

原本我只預定跟她談十分鐘，剛好接下來的約會取消了，所以就跟她談了約一小時。我跟惠子說，大概是妳先生要我多聽聽妳說話，所以給了我們機會。

人離去後的四十九日內，是魂魄交疊的階段，是先生的靈魂與守護他臨終的愛妻，彼此靈魂交流的時間。我跟惠子說，跟生前一樣與妳先生說話，就像他還在世一樣跟他坐著喝茶。

首先就是「相信」，聽說她先生於臨走前，曾對她說「我會一直守在妳身旁」。我對她說，當確實地承接到對方的靈魂時，用腹下的丹田接受他的靈魂，這樣就可以讓靈魂能量持續生動地活著，同時能感受到他的守護。

聽了這話的惠子，突然有所悟地說：「我有一位喪夫的朋友，當她丈夫走時，還很小的兒子曾對她說，爸爸在我的肚子裡！」

惠子這麼說時，一片櫻花瓣剛好落到她的紅茶杯裡，那時她臉上的表情變得溫馨動人，我們被怡人的微風環抱著。一小時的聚會結束時，我覺得自己被她溫柔又充滿包容能量的笑容給鼓舞了。

惠子的先生很年輕，但他把所有事都準備好了才走，從葬禮、墓園等都是自己選定的。這次與惠子相逢，再度告訴我「當人接受死亡時，放下歸去的瞬時即成神佛」這件事。

消除死亡恐怖的內觀法

內觀法歷史悠久，昭和二十年代由吉本伊信提出的內觀法，原本是源自淨土真宗的身心調養修行。吉本內觀法刪減了「苦行」，採取客觀方法觀察自己的內心，是一種「知己」的探索法，也是解脫煩惱、自我療癒的方法。這種內觀法主張把自己從出生至今，與關係最深的父母（特別是母親）之間的關係，和日常生活及人生事件，以內觀法一一回溯觀想。

他們為我做了什麼？我又做了什麼回報？我帶給他們什麼憂勞操心？以這三點為主，依年代不同做內觀自省，每一個半小時對內觀主持人報告一次內觀省視結果。

我把內觀法當作「善終學」的一環，內觀可讓我們從死亡的恐懼中解脫，認識到死就是人的回歸。

透過內觀可以回到母胎的記憶，人死的時候就跟內觀時對往事歷程的回溯一樣。失智老人忘失所有，其實這就是丟棄死的恐懼不安、讓人得以回歸母胎的自然現象。人出生時什麼也不懂，臨死前人也變得懵懂。這是為了腦海裡生死切換前的「忘卻」準備。

思維母親施予我們的恩慈，想像自己在母胎內的狀態，這是潛入內在自省的作業，幾乎每個經過內觀體驗的人都會哭泣。眼淚有淨化作用，這時若沒有掉淚，心靈大約也難以清淨。經過哭泣流淚，心靈的傷痕汙垢才會脫落。

二十幾年前，我開始認識內觀。當時我在福岡開餐廳，每天站在店前以笑容招呼客人，但日日都徬徨於痛苦迷惑當中。當時我先生被醫師宣告好不了了，我照顧餐廳還要到醫院探病，每天拚命苦撐著，經常在開往醫院的車上暗自垂淚。

就在那時候，我遇到了觀察內在、化解心理問題的內觀法。第一次研修期需要一週，長時間休假對我而言根本不可能，但我毅然把店交給同事，就這樣出發前往研修所，或許那時我的心因為渴望而開放、勇敢吧！

安靜的研修所裡四方僅一公尺的小空間，即是每位學員一週的生活空間。老實說，第一天，我就開始懷疑繳學費又休假沒去工作來參加是不是值得，也有點後悔，心想明天就打包回家吧？想著想著不知不覺睡著了。

怎知第二天過了中午，我感覺回到小學五年級的雪夜，母親緊緊抱著因氣喘發作而痛苦不已的我，淚流滿面。窗外下著雪，母親抱著我整夜沒睡，口裡一直為我祈禱。母親的容姿及溫度歷歷呈現，剎時我淚水泉湧，為了不干擾其他學員，我用手帕努力壓住嗚咽聲。

當時沒有現在的暖氣，為了孩子的活存，母親熬過何等酷寒？母親的眼淚掉落在我臉頰上，像寶石般閃閃發光。當見到那光彩時，也是我感受到生命尊嚴的一刻。母親無私的愛包覆著我，那時我的心也被平安及幸福所充滿。這體驗之後，那些沉睡在心靈深處、父母送給我的愛的禮物每浮現眼前一次，我就哭一回。

在離島工作、都快要忘記內觀時，經歷了守護母親善終，那時我才驚覺，擁抱著母親為她送行時，竟然與做內觀體驗一樣。當時，我立刻與內觀老師甲斐高士聯絡，甲斐老師開心地對我說：「妳在擴展善終守護的同時，也要記得推廣內觀法。」後來，我曾邀請甲斐老師來島上，再次學習內觀法。

其後，我創立了「善終守護師」，至今仍把內觀當推廣工作的一部份。某次，一位來參加研修的六十一歲女性表示無法打從心裡感謝雙親，她一直恨著父母，這位女性覺得這樣下去自己無法獲得幸福，也對不起最愛的女兒，所以來參加研修。第三天，她淚流滿面寫信向父親致歉。信裡有這麼一段：

「父親從關東來到北海道，為了向我道歉而來，我卻冷淡以對。因為憤怒，我毫不在乎父親當時的心情，直到他離開人世，我的憤怒依然沒消失。雖然這樣，我現在要向您傳達我的感恩，如果您如今還健在，我想跟您道謝，而且我其實很想念您。

與您別離這麼久，我寂寞又悲傷，現在我參加了內觀研修營，終於可以『用幸福的心情面對人生』。爸爸，我會去探望您的，但請再等一下。」

擁抱著母親送別

我一直呼籲「死並不恐怖，家屬要守護臨終者。」那是基於我個人的體驗。我深深記得母親為祖父做善終守護，為老人家換尿布並擦洗。因此，當換成我來照顧母親時，一切理所當然。當時母親若沒做給我看，我說不定就不會想去照顧母親。我們就是為了像母親一樣，要為大家作「範本」，所以才從事這項工作。

母親臨走前，我拿出所有積蓄準備成立「平安之家」，母親光聽到我要在缺乏醫療設備的離島住下來就已經不贊成了，又聽到我的事業計畫，她驚訝得無法言語。但最後她用深邃的笑容對我說：「說真的，我本來想妳可以留在內地，但這一次我認了。如果有一天，我壽終的時間到了，千萬不要做延命搶救，我要自然死，盼望到時妳可以回來為我善終。妳不是長女，我也不能強求妳，而且今後妳還要去離島。唉！媽媽我活到這把年紀，想到死還挺恐怖的！」

母親的願望很快就實現了。我到離島沒多久，哥哥打電話來說，母親因心臟衰弱陷入昏迷。那時平安之家正在做開院準備，但我覺得為母親守護善終比什麼都重要，於是決定讓工作同仁及預定入院的人多等一個月，立刻搭渡輪回到內地。

在趕赴母親身旁的途中，我不斷祈禱蒼天讓母親活下去。

當我抵達醫院，剛做完巡房走出來的主治醫師說：「妳媽媽沒時間了，現在不趕快做延命處置就不行了。」我非常果決地回答：「我母親希望自然死，我會守護她。」醫師接口即說：「那妳是要來接她回家嗎？」我懇求醫師給我們一個小病房，他聽了出現一個詫異不解的表情。拗不過我的央求，最後院方為我們挪出一個小房間。

接著十四天的日子，即是我們母女的心靈旅程。就像前面提到的，我立刻在母親的病床上方貼紙條，提醒家人不要跟母親說加油，而是說「沒問題」，請她放心。接著我握著媽媽的手，環抱著她的肩膀，如常進行善終守護工作。

當我去吃飯時，住附近的哥哥、姊姊、外甥、姪兒都來輪流握著母親的手。像小時候讓母親握著小手般，現在換我握著母親滿佈皺紋的手；擁抱著母親時，讓我思想起母親對我的愛，那是我內觀時想起的一幕，我小學五年級氣喘發作痛苦不堪的雪夜，如今竟還清晰聽見當時父親與醫師的細聲對話。

「今夜是您女兒的大關卡，注意保重。」父親對醫師低頭行禮道謝。當我把眼睛朝下看時，看見母親抱著我哭泣說：「小久，妳要乖乖地睡在媽媽的臂彎中。」記得我曾跟母親說：「媽，沒問題啦，我沒痛苦了！」母親好似沒聽見。翌日早晨，我從歷劫歸來的倦怠感中醒來，發現我依然在母親的懷裡。就像當年被母親抱著一般，我在病床上抱著母親、為她守護。媽媽就像當年的我，如今已飛到天花板往下看著我，對我說：「沒事，謝謝啦！」這麼一想，我感到欣慰。

我懂得用雙手擁抱為人送終這件事，其實是因母親於我重病時給予我的愛而來；而且，媽媽告訴過我，所謂的愛就是把自己有限的時間，獻給人生中最重要的人。

母親晚年不良於行，但她卻在我住院時，每天來醫院看我，微笑地對我說：「小久，我已經沒東西可以送給妳了，但還有很多對妳的愛。媽媽愛妳，妳要趕快好起來。」

抱著已不能言語的母親，不覺進入自己內在的心靈旅程，看見母親無論自己多疲累，一定先為我們哺乳換尿布的慈愛，也看見母親拚命生下我時，那喜極而泣的場面。我不禁對媽媽說：「媽，真是謝謝您生下我！」那時，我第一次為自己的誕生歡喜不已！

特輯

死後七七四十九日

對於墓地當然有各種不同的想法。日本傳統還有「停殯」，那是捨不得死去的親人，下葬前停棺於家中一起過生活。

最近對年輕人談到「頭七」時，有人反問：「這是啥？是一種醬菜嗎？」真令人無言以對。

我在離島時，看到過世一週依然停殯在家的例子。這讓我想到「慢慢送行」很重要。反觀現在的人，只要在醫院斷了氣，院方就急著把死者及家屬趕出去，大家不覺得連死都講究快速很奇怪嗎？

最近有人在葬禮時，就把頭七的佛經也一起誦念完，難道沒人發現不對嗎？這個人才剛死去，這時要把遺體保持完好，因為故人的靈魂會回來的，這正是日本人的文化思想。家人亡故後，應該跟往常一樣，回家時對他說「我回來了」，想喝茶時跟他說「我們來泡茶」，跟往常一樣泡好茶為亡者獻上。

或許不能像懷胎十月又十天一樣，但也該守著故人遺體一起生活一陣子，守護亡體及亡魂其實非常重要。其實，頭七含有「甦醒」的意思，在葬禮中同時舉行頭七會，這會讓後人因此感應不到先人，從此與先人斷電。

剛喪父的女性朋友對我說：「柴田老師，我父親死了七天，這七天我都住在娘家，但我是人家的媳婦，這樣好嗎？」

我對她說：「沒問題，妳可以回婆家去，每天仍給爸爸泡杯茶，跟爸爸說說話，持續到七七四十九天。」

她回婆家後，照我所說去做。後來，她很高興地對我說，最近聽到父親的聲音。我想是爸爸對女兒的思念做了回應。

人走時，就像電器斷電一樣，偶爾突然通電再度聽到或見到，沒什麼稀奇，不需要害怕。

在這裡談七七四十九天的意義是，現代社會很講究速度及效率，這些原本是為提高生產的概念，但我們的生活全被這些生產概念籠罩遮蔽了。我們為了提高「效率」，把四十九天送死者「慢走」的習俗也拋棄了。

進入「一億人皆看護」的時代

看護保險制度已經上路。（編按：一九九七年日本以德國的看護保險法為範本，研擬六十五歲以上高齡層的看護保險，二〇〇〇年四月一日開始實施。為防高齡族群抵制，先採取個人意願選擇性投保，隨後即改為義務性投保。由於保險費由年金收入直接扣除，曾引起弱勢族群反彈。）我們自費請看護來照護時，每小時費用大約是四千日元。「給你四千元，請你來幫我換尿布」這樣的制度不覺得奇怪嗎？這也許是為了讓所有人都得到平等的照護，所採取的制度化救濟。

我們身體健康的人，可替即將先走一步的人換尿布，誰說不行？難道不是看護就不能替人換尿布？

看到人痛苦倒地，誰都會跑近想幫助他，那位倒地不起的病人，會說「我給你錢，請你幫我叫救護車」嗎？我們的看護保險實施後，上述不自然的事變成理所當然。

上野千鶴子老師對我的說法不以為然，她說：「不是，是看護保險制度成立後，大家都方便得到照護，所以大家都覺得制度很棒。」

然而，臥病的爺爺與大學生孫子同住，孫子出門上學前，父母叫他為老人家換個尿布，這不是很自然平常嗎？

人人都成為看護，即是我提倡的「一億人皆看護」的想法。然而，現行的看護保險制度，並不是一億人皆看護的理念，反而增加抱持「你不用看護親人，交給專業者為你服務就行」這樣想法的人。即使現在制度啟動了，不想使用看護保險的人也大有人在。

有個人拒絕使用看護保險，遺憾的是他臨終時真慘。社福單位來電，當我趕到那人家裡，他問：「妳無償為人守護，難不成是宗教家？」後來，我請我們當中的男守護師去守護他，但因為與對方的習性不合而被拒絕了，不得已還是請社福單位派人去照護。

後來那人死了很久才被發現，警察打電話給我說：「妳的名片留在遺體旁，這是怎麼一回事？」

遺體已發腐，他無法打電話，電也被停掉了。真不知他為何握著我的名片而死？這是現代日本孤獨死的常例，簡直貧窮到了谷底，老人被社會遺棄了。

他生前曾對我說喜歡古典音樂，收藏的樂曲專輯多到令人折服，他一個人過日子，臨走時，沒有一個人在身邊。說真的，我們是無法一個人出生，也無法一個人死去的。

在人生最後的日子，他把我們拒於門外。人死絕對不能變成他人的麻煩，正因此大家一定要事先做好準備，把互相扶持的社會關係找回來。

引導幸福歸路的「天使團隊」

前面曾數度提到「天使團隊」，這裡我將介紹他們的工作。

為了讓人能在自家平安迎接死，義工性質的天使團隊是有必要的。相較於當年離島時期「平安之家」像個家一樣，天使團隊則比較像提供一個「緊急避難所」。

為方便起見，所有派到臨終者家裡去服務的義工天使們都從自家出發。米子的天使團隊成員，並不是一次五十個人一起活動，而是接到請求時，才協調可以出勤的義工。

服務一名臨終者大約需要動用十名義工天使，依情況不同，有時只派五人。同一個對象，我們會固定派同一組人。臨終者的家屬有各種不同狀況，像家裡平常只有一個人，想出去透透氣或買東西都走不開，而體制內的居家看護服務時間太短，因此拜託我們的義工協助。

本來天使團隊只服務臨終者，但實際上也參與失智老人的照護，甚至有時連一般照護工作都做。一般照護保險能使用的每月額度是三十五萬日元，一天以六次為上限，每次三十分鐘。

我的經驗是，一天該換八次尿片，六次太少，一天六次都用完了，接著根本就沒餵食的時間了。晚飯用了照護保險時間，那麼到翌日早晨八點就沒點數可用了。光準備一天三餐飲食幾乎就用完了所有點數。

看護保險有時間限制，日本厚生省（**編按：相當台灣的衛福部**）雖提出二十四小時巡迴型照護，但幾乎沒有照護業者在夜間營運，巡迴型看護形同虛設。此外，超過看護保險上限的人另外加請看護，一小時是四千日圓。即令一天只請一小時，一個月的花費就是十二萬，還要另外支付一成的看護保險費。這樣的開銷造成家屬在宅照護沉重的經濟負擔，結果只好把老人送進養護機構。

對使用看護保險依然得不到充分照顧的人，我們天使團隊只需車馬費就提供服務。經過幾年發展，目前我們有善終守護師三百八十四名，天使團隊在全日本有四百一十二個支部，義工人數將近三千名，各支部各有支部長和營運方法。

我們來看三個利用天使團隊服務的例子。

喜代婆婆如願回家

平安之家來了一通電話：「我媽媽想從醫院出院回家，可以派人來幫忙嗎？」所以我們先到醫院探望臨終者的狀況。

九十四歲的喜代婆婆在病床上欣喜地看著我，初次見面她就緊握著我的手說：「我想回家。我寂寞，妳在我這裡睡！」她邀我上她的床鋪，就這三句話，不斷反覆說著。

聽老人家這樣說，已喚起我送她回家的使命感，雖然我其實都還沒做什麼準備，只是一心想送給她人生最後1％的幸福。從那天起，我四處徵求該地區的天使義工們，結果出院當天，一口氣來了十二名。

義工的工作內容，只是陪伴在身旁、握著她的手；另外就是「守護」。天使義工們總為不相識的人迅速整隊、熱情獻上自己的時間，這是我始料未及的。

在十二名天使團隊的幫忙下，老人家回到了自宅。喜代婆婆與兒子住在一起，兒子需要上班，在天使團隊幫忙下，她與兒子一起度過最後的日子。

喜代的兒子後來謝謝我說，最後能讓母親回家簡直像做夢般。白天義工們幫忙照護母親，讓他不用太操心，實現了能照常上班並在自家照顧老母最後日子的願望。

為獨居的節子提供晚餐

六十四歲一人獨居的節子，剛出院回家，需要穿尿布，來電請天使團隊去幫忙，解除她一個人過日子的不安。

當天，義工到她家討論後，建議利用「日間照護中心」服務。然而，「日間照護中心」點數極高，這麼一來就沒了提供晚餐的照護時間。沒想到我們的話題引起她更大的不安，節子居然哭了起來，堅決不要進養護機構。節子沉重的心情讓我們為之語塞，後來，我們決定提供節子的晚餐照護。

與節子雖是初次謀面，但她不安的眼神直接映進入我心扉，回到家後更讓我為她淚流不止。直覺「這個人就是我」，我們決定要照護她，貼心溫柔地支持她到最後。

照子用敬語道謝

九十七歲的照子已進入終末期治療，她身障的兒子坐在母親房外等候我。兒子說他與母親感情不好，直到最近母親陷入彌留，關係才好轉。他成天坐在母親床邊的椅子上。

當時，照子已進入近似神佛的階段，她第一次見面就微笑看著我，也把身體交給了我。

我握住她的手，用臉頰貼近她，緩緩與她的呼吸合一。我用手擦撫照子水腫的腳，雙手恰似觸摸到「照子神」一般，整個靈魂都為之喜悅，死的降臨是神聖又莊嚴的。

照子握著我的手，不斷用敬語向我道謝，經過很長的時間，房裡瀰漫清爽的氣氛，我想起父親與我永別的時刻，紙門木框熠熠生輝，照子的臉上都是光芒。

在我們天使團隊出動服務的第二十天，照子在義工及家屬的守護下安詳辭世。

第5章
與醫界對話

這裡要介紹兩位我敬愛的朋友，長尾診所院長也是知名作家長尾和宏，以及身心醫學專科醫師岩田千佳。

長尾診所除了一般患者，也提供無法到院的病患居家照護支援等綜合性服務，即所謂的「在宅療養支援診療所」，自成立以來，已守護過近千名患者在家平穩臨終。

岩田醫師目前致力於融合醫療（Integrated Medicine）這個新領域，她總是慷慨與我們同仁分享新的知識與技術。岩田醫師關懷我們平安之家的活動，當我遭遇困難時，她常給我溫暖的建議。

感謝他們，在現場從事善終守護工作的我把他們視為老師，也是同志。

與長尾和宏醫師談「平穩死」

● 請長尾醫師談一談您照顧臨終患者的緣起。

從前，柴田女士寫過一本《請不要死》（『死なないで下さい』），若有人指著我的鼻子說「請不要死」，我的腦子會冒出很多往事。我的親友有好幾位自殺而死，父親就是自殺亡故的。所以，「請不要死」正是我想呼籲的，換句話說就是「請不要自殺」。

父親的自殺讓我更加堅信人不可以自殺。身為自殺遺兒的親身體驗，讓我知道作為遺孤終生被「自殺恐懼」糾纏的感覺。因為親人自殺之故，精神力量看似比別人堅強，但其實其中有部份是怪異扭曲的。

從東京醫科大學畢業後，我進入大阪大學醫院第二內科，在那裡做了兩年「研修醫師」（受不分科住院醫師訓練的 PGY）後，轉到新大阪某個猶如野戰醫院的急診醫院工作。我在那裡幾乎每天看診的對象都是臨終者，每天都被死亡追著跑。那是我自己的選擇，但當時的狀況忙得令我想逃。

兩年下來，我回家過夜不超過五、六次，幾乎以醫院為家。某日夜晚，我累得想逃亡，竟在值班時間企圖自殺。如今回想起來，當時真是年輕氣盛。翌日，被副院長叫到辦公室痛罵：「你昨天晚上做了什麼？大笨蛋！」真是罵得好。好在我後來努力工作，總算完成實習研修，之後回到大阪大學醫院工作五年，又到市立蘆屋醫院擔任住院醫生四年。

結果，我在蘆屋醫院任內遇到了阪神大地震，那時我在那裡看到的不是病人，而是健康者的遺體。我生平第一次看到幼兒的遺體，從那時候開始，我發現我「想死還太早了點」。

擔任住院醫師的第十年某夜，有位我主治的癌末病患從醫院頂樓跳樓自殺。那位病患曾拜託我讓他停止治療回家，而我斷然說不能停也不許回家。清晨為這位病患解剖驗屍時，我一直反省，是我殺了他，真的對不起。

這個事件改變了我的觀念，我因此決定離開醫院，並從此要與抗癌醫藥決鬥，曾長期在朝日新聞醫藥版連載「停止抗癌劑之時機」專欄。

在醫院臨終的人，病得下不了床，在家人及醫護人員守護下踏上冥途。這樣也沒什麼不好，但總覺得有點可惜。反正人都要死了，若不使點壞，實在可惜。人都要走了，總有些渴望，諸如唱自己喜歡的歌、和老朋友見面、與親愛的人一起大吃大喝……，然後才能甘心去死。

總之，沒玩個痛快才死，實在可惜！

死，是人人都持有的「最後王牌」，以生命作交換的王牌，因此人拿著這張死的王牌時，做什麼大都能被允許。

已故經濟評論家金子哲雄生前策畫的著作《我的死法》（『僕の死に方』），死後果然大大暢銷。金子先生四十一歲因肺部相關癌症過世，從某個角度來看，他成功地把自己的死當作商品。我也很想把自己的死當作商品賣，人死了都能被解剖了，分著賣有何不可？

我要說的是，「死」應該更自由，我的用詞也許有點偏激，但就是想呼籲大家，人生臨死最後一刻，何不更任性地做自己呢？或許，日本社會普遍存在不做主張的人，但別錯過臨終唯一表白的時機。開完派對再死不遲啦！

「死」應該浮華地用自由奔放的方式處理

● 是啊，告別式辦得像婚禮最好！

是啊，人死前一個月，辦個派對歡宴吧！把儲蓄全部拿出來揮霍一下，這樣對恢復景氣多少也有點激勵。到二〇二五年時，日本將進入每年有一百六十萬人死亡的時代，但現在很多人都不舉行葬禮及告別式，因為現在的孩子都貪財，認為父母的葬禮會花掉自己的遺產，所以，老人家要為自己舉行生前告別式，而且最好用派對方式做。

我診所每年的忘年會跟普通的忘年會有點不一樣。感覺自己已見不到來年櫻花的患者，是我們特別邀約的對象，我們職員及護士都一起在飯店內瘋起來，甚至為末期患者大跳脫衣舞。

正常的患者參加我們的忘年會，可能會驚嚇到不敢再來看診，甚至會說「到這種瘋狂診所看病真要命」；相反的，對來日無多的患者而言，他們會覺得：「嗯，這些醫護人員還行嘛！」

因為死期將屆，我們想讓臨終者在死前從心底大笑出來，我們想用真實的樣子笑死他們。我會指示職員說：「喂，誰都可以啦，誰快死了，把那人叫來！」我會為快死的人唱歌獻舞，甚至告訴他們：「你們就在這裡笑死吧！」萬一真有患者在忘年會死去，我覺得那也算死得其所。

其實，不只忘年會狂宴，我們在櫻花盛開的春天、聖誕節平安夜，都會賣力地為即將離世的患者載歌載舞。患者看到即將為自己的死做臨終守護的人，還為自己的生前告別式「真情裸露」，多感動！

因為，臨終者死後會全裸被大家看，所以職員們先讓患者看個夠也是應該的。我這地區小醫院把為患者「完全坦白」（脫光光）看得很重要，我這個醫生是不是太瘋癲啊？

● **不會啦，我可以理解，不覺得您瘋癲。**

我總覺得，現代的日本人對死的想像力太過於貧乏。比如，高齡者若有一千萬日幣的積蓄，人都快死了，那麼拿個五百萬出來請大家吃喝慶祝一番，讓人把自己推到舞台的正中央，在病床上跟來賓與醫護人員揮手說：「親愛的諸位，請痛快地吃吧，今天我請客！」這樣不是挺美妙的嗎？

或者也可捐給地方上很努力的公益組織，不是比把錢留給不孝子女更好？總之，人要全然接納死，才能放下，甘願去死。

人生一場有各種人情道義、社會責任需要有人繼承，何妨多多舉辦前面所說的這類宴會，讓臨終者在宴會上請醫護人員幫忙表明個人的「生前預囑」，提出尊嚴死的權利主張，白紙黑字拒絕無謂的延命醫療。

死後花錢搞葬禮，還不如趁還活著，在飯店為自己舉辦一場豪華宴會。

● 在舉行生前告別宴時正好死掉是最美好的吧！

想說的話，趁人家還活著就該快說，等人都死了才道謝，豈不是太遲了？居家醫師的工作要推估臨終時間，事後親友們會因為見過臨終者、也為之落淚過了，而比較能接受死別的事實。人死了就笑不出來了，正因此，我覺得「死」應該浮華地演出，用自由奔放的方式處理。

一般人好像都不大思考死亡，喔喔，不對，應該說完全沒思考死亡就死了。我平均每週會送走一到兩個死人，每次望著死去的人都暗自感嘆：「他本人最不知道，其實自己已經死了。」多數人都在「總不會輪到我吧」的迷惘下死去。或許，人的死本來就如此。我認為「臨終計畫」就是開個派對，辦個「臨終祭」宴會，簡稱為「終宴」。最好是死前一個禮拜，也是生前告別式，本人跟大家直接致謝道別。關於還能活多久或有誤判，但錯估就錯估，不要緊，醫生也只能說聲抱歉。

臨終守護不需要醫生，但終末期治療仍需由醫師來做，病人亡故後醫師會寫死亡證明書。基於上述兩點理由，這個世界還需要醫生。為了不要引起誤會，在此要特別說明的是，就如醫師法第二十條保障的，當人嚥下最後一口氣時，並不一定需要醫師在場。

● **我也常說，我死時要與神明舉行結婚典禮。**

是啊，但您要是真的死了，還是舉行個普通的葬儀告別式吧，也有那種很多人出席的告別式，因為覺得只能見到最後一面，所以才去赴會。

像已故女星森光子這樣的名人，可以在帝國劇場舉行生前告別式，與大家握手道別後才走。不過，她其實不會讓我們為她這麼做。

我總是不解，都要死了，人為何還擺脫不了「死框架」呢？

日本的「尊嚴死」與「安樂死」是不一樣的東西

● 您對死的見解想法，是非常男性、陽剛的。

我聽了很多死的看法，但我不明白自己是否跟多數人一樣，要先跟葬儀社做個預約？也許這麼做很棒，因為很多人都自己選定墓園，我最少也要做到這些……。生前預囑、遺書等等，都應該趁早寫好。

我年輕時好想罹癌逝世，曾是個暴走族的我，也想過騎摩托車暴衝出車禍而死。後來又想，其實路倒而死也不錯。至於現在，我每天都瀕臨過勞死；過勞死也算慢性自殺。

有些國家准許知道自己患上末期疾病快死翹翹的人，向醫師取得死的處方，這其實也算自殺的一種。這麼一說，感覺「自殺」也變得頗具多樣性。不過奉勸大家，健康的人絕對不要從大樓跳下來啊！

我也曾在部落格寫過，日本有「自殺幫助法」（Physician Assisted Suicide Act）的公民運動，美國的奧勒岡州、華盛頓州、佛蒙特州、蒙大拿州、新墨西哥州等，已通過由醫師執行「自殺幫助法」，這種安樂死在日本被認定為殺人罪。

醫師對於死期將至的人，投予致死的藥物，在歐美稱為「尊嚴死」。但歐美人士說的「尊嚴死」，其實是日本人說的「安樂死」；那種歐美人說的「尊嚴死」，在日本可是毫無疑問的殺人罪，大家用詞上要小心。

日本人說的「尊嚴死」與歐美的「尊嚴死」，概念上完全不一樣。日本人說的「尊嚴死」，指的是自然死的意思。歐美稱為「尊嚴死」的，是對還有半年生命的人投予致死藥方。

日本的「尊嚴死」與「安樂死」是不一樣的東西，儘管我是日本尊嚴死協會副理事長，但我依然要努力許久才能解開日本社會對尊嚴死的誤解。最近，大家不是在談尊嚴死，就是在說安樂死，其實這兩者都以「自殺」為前提。自殺幫助法之中，"Suicide"「自殺」這個字，意即「自己期望的尊嚴死」，但歐美依然用「自殺」這個字眼稱之。基督教禁止自殺，硬稱為自殺是為了意味那行為帶點對神的挑戰。以上的概念，其實還沒有被好好論述過。

我們要在這裡談一談，容易被誤解的幾個重點。日本所說的「尊嚴死」，指的是自然死，這是普世皆同的內容，沒必要加上語句的描述；然而，歐美認為人衰老快死了，面臨終末期治療階段，不必強制飲食照護，吃不下就表示沒辦法了，不用勉強，否則反而冒犯了人的尊嚴。

歐美稱之為「尊嚴死」的內容，在日本其實相當於「安樂死」，日本社會認為歐美人的「安樂死」，根本就是殺人的犯罪行為。其實，兩者是相關連的，例如醫生會開鎮靜劑讓患者安眠，日本國內認為鎮靜劑會縮短壽命，但我認為這只是表淺觀點。歐美的態度則是，人都快死了，即使因鎮靜劑減少一點生命，也沒什麼大不了。

日本還沒從「絕不能因使用鎮靜劑縮減病患壽命」的表淺觀點解脫出來。其實，壽命本身並無固定法則，誰能說是否因為投用鎮靜劑而使壽命減少了？我認為人最後怎麼死的，用什麼語詞去定義都沒什麼意義。重要的是要讓對方笑著度過最後，吃吃喝喝又哈哈笑到最後一刻，這才是人該追求的「尊嚴死」。

● **是啊，我也是希望臨終者最後都能含笑而歸。**

有人問我，對自殺的看法。

想逃避過勞、憂鬱症等類型的自殺，我希望加以防止。人想自殺時，就像是被什麼附了身，這種自殺要加以防止。然而，認清死期已屆的患者，所謂的自殺已經不叫自殺，而應該劃歸「尊嚴死」或「安樂死」的範圍。我覺得日本應該像歐美一樣，讓人對自己的自由有較大的裁量空間。

希望大家聽我這樣說，不要產生誤解。我們看一看承認安樂死的荷蘭就知道，實際上每年實施安樂死的人數並不多，所有案例都在政府管理監督下，經過醫師審慎評估才做成決定，通往安樂死的道路不像日本人想像的那麼簡單。荷蘭在確立人權的前提，經過醫師及律師的多方討論，堅守社會正義及人的尊嚴概念，安樂死法才成立。日本只知道荷蘭是個沒有癱瘓臥床老人的國度，其實重點是他們認為「死」是人權的一部份，認為人生最終擁有「死的自由」。

人生最後應該含笑而別

● 關於死的自由確實是容易被誤解的話題。

說到這話題就會有人曲解或意圖扯到「不相干的謬誤」。只要一說尊嚴死，就會有人說：「聽長尾醫師這麼一說，好像日本也要發生納粹德國那樣的大屠殺了！」他們故意用我的話威脅弱者，媒體竟也有人跟著起舞。只要有人搬出納粹這字眼，大家就該提高警覺。

還有些靠研究納粹吃飯的學者，竟然對我展開空前「總攻擊」。他把重病患者、身心障礙等弱勢當人質，發動他們來威脅我說：「一旦『尊嚴死』通過了，我們這種人是不是要被大屠殺？」

這些社會弱勢者，生活本來就辛苦，那些學者竟然動員他們來對我嗆聲，這種人罪惡深重。我們應該設法讓弱勢者活得愉快，不該把自己變成邪教教主，洗腦身心障礙人士作自己的信徒，到處去對別人示威抨擊。

我所說的話，可能是他們「不願面對的真相」吧！他們四處叫喊說：「長尾想把弱勢者『安樂死』，與納粹德國沒有兩樣的長尾，想把重症患者及身心障礙者給殺了！」作為醫師誰想殺人呢？我何苦呢？

唉！我懶得與他們一般見識。我只是想讓生命有限的人，盡情歡樂，享受應有的尊嚴。我只是說我該說的話。如果日本終末期醫療（End-of-life care）沒做好，會讓很多人死前活受罪。

我希望大家了解，我想說的只是：人生最後應該含笑而別。

我認為醫院對即將死去的人五花大綁在病床上進行「治療」，然後又用麻醉藥讓人入睡，這種過度「治療」冒犯了人的尊嚴。日本這個國家公然允許「以醫療之名侵害人權」。我只好一直寫書，我的書只是說出日本醫療制度「不願面對的真相」。

我想透過出版品的教化，對日本終末期醫療體制激起哥白尼式的觀念革命。很多醫療者不理解我想說的，他們對我的書表示沒興趣，就算這樣我依然要一直寫。當時哥白尼提出驚世的天文學說，不是原本的天動，而是他說的地動，事實就是二擇一而已，所以他沒遭遇太大困難就辦到了。

然而，人的死法絕不只一種，依時間、場所不同可以有好幾種選擇。所以，我只能慢慢地進行。從事延命治療的醫師們有他們的立場，我們只能等待輿論風向改變，再來從事必要的革命性扭轉。其實，從事生命倫理的變革，本來就麻煩又花時間。

近藤誠出了一本《抗癌劑無效》（『抗がん剤は効かない』），引起廣泛的討論。近藤的論調頗極端（近藤主張癌症患者不應接受切除手術，應與癌共生），我在《月刊寶島》（……）寫了一篇〈近藤氏的主張七分正確三分錯〉（……），其中內容在此省略不談，但我在想，近藤若讀了這篇文章，一定會猜測長尾這傢伙到底是敵是友？

「保障死的權利」遭忽略是問題關鍵

● 您曾受到什麼樣的攻擊？

說我寫什麼都立刻有回響，還不如說立刻「引起批評、然後變成大騷動」。特別是法律界與宗教界，我的言行舉止總會惹這兩個團體側目。

有一年東京律師會主辦「尊嚴死法制化思考會」找我去參加，而我也真的赴會了。我真是自找死路，因為他們正準備對我發動大攻擊。在三百多名律師的面前，所謂的人權派學者指著我罵「納粹德國、殺人者」，完全沒議論餘地，當時很多電視台攝影都在場，他們完全不讓我發言，那簡直是為了把我貼上「殺人者」標籤的集會。真的太惡劣，以致隔天沒一家電視台報導。

後來，我再度受到佛教、神道及基督教等日本宗教聯盟團體的辱罵。兩者都訂下對他們有利的時日，好像當天若沒「獻祭犧牲」便不成祭典，他們把單向批鬥包裝成「討論」，於是我又淪為俎上肉。

上述兩者的主辦單位，事先透過身心障礙團體動員了弱勢團體，會場上帶著人工呼吸器、坐輪椅的患者，都瞪著眼睛看我。我可是看過很多裝著人工呼吸器的漸凍人、重症病人，還與他們一起賞櫻花、開聖誕晚會，我是與他們一起活過來的醫師。

我所寫的「平穩死」，其實與上述身心障礙及重症患者無關，但那些團體故意把錯誤的情報給病患，故意動員他們，佔用他們寶貴的時間。簡直是過激派新興宗教教主對信徒洗腦的作為。與我們一起生活的重症、身心障礙者當中，沒有任何人這樣指控過我。我的病患中也有不少參加日本尊嚴死協會的漸凍症患者。

當我一談尊嚴死，他們就故意搏版面搶鏡頭，高聲抨擊我。某些教主般的人物片面自說自話，人權派學者則把我當成犧牲品，攜手聯演熱鬧大戲；應該平衡報導的新聞媒體卻「為虎作倀」。

一九九七年器官移植法通過時也是如此。法案通過這麼久了，有誰聽過誰因此被殺害了？有人說：「長尾的說法若成真，那這世界會變得很難過。」這世界確實變得不好活，但他們那些人不是都還活著嗎？他們說的是保障生存權，但問題是我們「死的權利」沒有獲得保障。這才是重點！

患者及他們的家屬們多被「教主」洗腦了，被找去參加荒唐的「運動」，我不是要與那些弱勢人士搞對立，倒希望他們因此可以玩得愉快。

事實上「教主」才是問題所在，簡單地說，他們靠這個議題吃飯，以生存權之名模糊了焦點，真正的問題關鍵是，「保障死的權利」遭到忽略。

● **是啊，您在書裡寫得很清楚，說那些用語不過是福祉用語……**

我在書裡寫得很清楚，但他們說我在混淆視聽，說「你們不要被長尾給騙了」，也有人漸漸發現他們被洗腦，那些覺醒的人因此不知應相信哪一邊。

當過激邪教團體引發社會事件時，人們才有機會從洗腦控制解放出來；但我們談的問題，基本上是公權力無法介入的區塊，因為這是「思想」問題，竟拿出奇怪哲學、思想理論，公然進行不相干謬誤的討論。

生死學（Thanatology）或臨床生死學，是要把「死」的各層面拿來討論，法律也是如此，但那些自命教主的人連留給我跟他們議論的餘地也沒有。不管是言論還是思想，若沒多數人的支持，其實也沒意義。我這一說，或許又有人要罵說「以多數決殺死弱者」，我暫時不能講太多。

至少，我的書受到讀者支持，寫書本身就帶有意義。就算書有不周全之處，但能感受到人民的意志，出版還是有意義的。

尊嚴死協會成立的一九七六年是個轉捩點

- 您曾說要走中庸之道，願聞其詳。

剛才有提到近藤誠的極端言論，最近又有中村仁一寫的《大往生：想

好死就不要相信醫療》（『大往生したけりゃ医療とかかわるな』），他算是我尊敬的醫師。某個角度而言，他的這本書寫得相當極端，因為只要極端之論就可能受歡迎。

然而，人若走得太極端，會導致很多醫療現場的人喪失立錐之地。像正在做抗癌劑治療的患者，還有支援他們的醫護人員；正在做延命治療的患者，我們也該為他們保留立場才是。這即是我所謂的：堅守立場，行中庸之道。

所以，這回我的書《做不做胃造口的選擇》（『胃ろうという選択、しない選択：「平穏死」から考える胃ろうの功と罪』）基本上就是採取中庸之道。朝日新聞上有我的連載，以病人接受抗癌藥物治療為前提，探討「停藥時機」。

有關平穩死的書，最近我出了《有關平穩死這種孝道》（『平穏死という親孝行』），終於完成這系列的三部曲出版。上述出版品全走中庸之道，儘可能不攻擊特定對象，目的只是讓讀者認識多樣性價值，並從中得到啟發。

雖然這麼說，但我的動機其實是來自「憤怒」。回想當年，我父親因憂鬱症而住進醫院，但他不但沒好起來，最後還自殺了。現在的醫療甚至把失智老人捉起來，強迫關進精神科醫院。

我總覺得，我生來是為了解放被現代醫療制度囚禁的個人尊嚴。今後，我要用誰都能理解的大阪調調搞笑語彙，甚至用影像，繼續表達我的意見；我也要去拍攝居家治療患者的影像，當然要先取得同意。我說再多都沒用，影像的說服力強多了，也許我去做製片人之類的工作還比較容易成功。

● **對啊。我也有同感。**

為什麼「死這件事」不能公開談論？因為，自古以來死即被視為忌諱，而且日本充斥阻礙臨終議題的「教主」。我也想去國會陳情，但到了現場一定會被叫罵「你這個殺人犯」。長尾這個人真的是殺人犯嗎？這種集會抗議根本就沒意義，希望他們停止這一切。

然而，問題是日本有大內高手，故意把終末醫療體制延緩，全世界只有日本這個國家，把討論這個議題視為禁忌。有很多國家甚至把它訴諸公投，法國也持續在進展，被視為保守的德國及英國，也沒有像日本就這樣擱置不討論。像美國麻薩諸塞州採取投票方式，不讓尊嚴死法案成立通過。

只要一直說「人命比地球還重」，就能讓人覺得很好聽，說的人感覺心情也不錯，還能靠寫文章與演講吃飯。對那些人而言，長尾正是個標靶，因為他講得太多了。二〇一二年時，我一度成為眾矢之的，儘管如此我沒退卻，繼續做我該做的事。

● **就是說，您執筆的動力是為了反駁嗎？**

是的。成立於一九七六年的日本尊嚴死協會，最初其實稱為安樂死協會，當時還沒尊嚴死這個說法，只好用安樂死這個字眼，結果因此引來誤解。太田典禮是第一任理事長。太田發明了避孕器主張優生，為此他直到今日都遭受誤解。尊嚴死協會成立的一九七六年是個轉捩點，在此之前日本多是在家裡臨終，直到戰後在醫院亡故的比重持續增加，到了一九七六年終於超過在家臨終的比重。協會正好就是在那年設立的，當時在醫院病故的人幾乎都裝上人工呼吸器。

目睹終末治療患者的痛苦，太田醫師想讓他們從痛苦中解放。總之，當時日文還沒有尊嚴死這個詞，我們協會直到一九八三年才改名為日本尊嚴死協會。

我現在是日本尊嚴死協會副理事長，如果在網路上查該協會的歷史，太田的名字會與「安樂死」連結在一起。就因為如此，長尾該打，根本就是「血統調查」、偏見，他們侵犯了人權，太田早就過世，我根本沒見過他。

為了名稱，我們這樣被曲解，還不如改成英文的「生前預囑（living will）協會」。我寫了《「平穩死」的十條件》（『「平穩死」10の条件』）這本書，為什麼我不想命名為《尊嚴死的十個條件》？因為用「尊嚴死」

會被誤解，而且書會因此而賣不出去，無法把我的想法傳達出去。

醫生及護士都不信有平穩死這種事

● 原來日本曾因尊嚴死、安樂死的名稱發生混戰。

我曾與石飛幸三醫師一起做了一場演講（推廣「平穩死」），這也是我們兩人第二次一起演講，現在書寫平穩死的只有我們兩個人。

所謂的平穩死其實與尊嚴死、自然死的意思雷同。中村仁一醫師主張用自然死，但我認為平穩死較恰當，平穩這兩個字更通俗易懂。

然而，不管我們如何祈願，實際上人無法平穩地死去。每週二我在《日刊現代》（『日刊ゲンダイ』）連載「連醫生也不明白的平穩死」專欄，其實應該說成「醫師最不相信平穩死」。現實上，醫生及護士都不知道有平穩死這種事，基本上他們也不相信。

醫護人員多數認為，平穩死是編造的美談故事；醫師反而是平穩死的阻力。我的居家醫療經驗中，每週有一兩人在家平穩死，家屬很吃驚地說：「我們沒想到他可以如此平穩地離去！」有關平穩死我的書裡寫很多，但醫師同業幾乎不讀，他們可能連有這本書都不知道。

● 您的心情我了解。我在離島從事十三年「不要醫療的死」，明白醫師們對人臨死狀況的隔閡。

跟醫師說平穩死，怎麼說他們都不相信，反而是一般民眾立刻知道我在說什麼。因為他們知道過去平常的情況。

柴田女士也不是醫生，反而明白我要說的；我是醫生，受過完整的訓練，但卻完全不被相信。

我想妳也發現到了吧，醫師們完全不相信的事，正是平穩死的本質。最近常常在想，我好像是在「天動說」的時代裡提倡「地動說」的哥白尼。對我而言，地動說是天經地義的事，但多數醫生卻依然停留在天動說。

為了傳遞想法，寫書是必要的。不走極端，對半信半疑還在相信「天動說」的人，我會留台階給他們下。順其自然地改變最好。

柴田女士想要說的話，跟我的看法是一樣的，就是因為一樣，因此一直傳達不出去⋯⋯。

● 我真的想問為什麼呢？

沒錯，傳達不了。柴田女士若簡單地跟大家說「我會善終守護」，聽到的人大約會想，來了個「騙子」。

像我，其實也沒辦法傳達出去，他們認為我在說表面話，沒有人相信，我講得理論一點，更沒有人信。所以，只好用影像做表達。

文字與影像，兩者都是為了確實傳達，不論是透過什麼方法都好，像柴田女士的工作，如果有影像就更能夠表達了。我感受到自己的演講有極限，患者們替我傳達，反而更有說服力，我的話沒人要聽。

把守護過善終的人記錄下來，去了天國的人已不能說話，要在他們走之前就開始記錄。臨終者與家屬們說的話有說服力，即使不用「平穩死」

這幾個字，但他們在鏡頭前令人吃驚的平靜安穩的表情，接納又滿足的樣子，再加上家屬陳述事實，就充滿說服力。

● **人可以平常平穩地離世。像我們這樣的論調很難獲大家理解。**

某位評價極高的醫院院長，前幾天突然給了我一個電話。

「長尾醫師，您知道平穩死嗎？真有這種事嗎？」我寫了那麼多平穩死的書，竟然這位了不起的名醫都不知道！

這位名醫買了石飛醫師的《平穩死的推薦》（『「平穩死」のすすめ』），說是要讓自己的親屬們試試看。住在安養院的親屬已進入終末期治療，某日該名醫去探望，跟安養院的醫師討論平穩死的可能性，得到回答是：「我不知道你說的是什麼。」

那位名醫拜託醫師照書上寫的做，即使失敗也無妨，結果臨終者沒任何痛苦，留下美麗的軀殼，自然地走了。

名醫問其他醫師聽過平穩死嗎？結果沒一個聽過，他大言不慚地說：

「我發現了平穩死！」一聽他這麼說，我不禁回他說：「我醫院裡的臨終者都是平穩死呀！」他吃驚地問：「是嗎？你的醫院也有在做平穩死？」他的話聽起來像「拉麵店怎麼也賣咖哩飯」。

我想機會千載難逢，便對這位院長名醫說：「您院裡若有年輕醫師想學習，我可以教他們平穩死。」我誠心盼望該院長也來參加平穩死的課程，如果能實現，多少可以改變日本的醫療。

臨終守護是比肉體交融更深的相通

●我剛才坐計程車來時，曾問司機認識長尾醫師嗎？他平淡地回說不認識，我不死心地跟他說：「很了不起的醫生喲！有這麼棒的醫師在這裡，尼崎市民有福氣！」我剛剛為您宣傳了。

當然不知道，他們哪會認識我。來我們診所看病的患者，也都不知道我在做什麼，周圍的人即使認識你，但若沒認真長時間經營，其實也不太知道你在做什麼。

我並不為了知名度，而是想得到大家肯定我現在推動的平穩死是對的，我就心滿意足了。

柴田女士的作為看起來在日本也不大被了解，我們要繼續努力！

我不抱怨，也許這是造物者給我的使命。柴田女士帶著與我同樣的使命來到這世上吧？所以，我希望妳繼續努力發展，一個人可能做不了太多，結合一些同志，大家一起努力，這樣路才會走得更長遠。這種情況下去，我大約再兩三年就沒力氣，我的使命完成就可以了。

等我六十歲時，想挑戰寫情慾小說，哈哈。換個筆名寫，要寫當然要超越渡邊淳一的官能小說，足以拍成電影的激情純愛小說。其實，我最專門的是「生與性」，不是「死」，我想早一點投入這個人生主題呢！

● 我懂。其實，我也難以開口，核心就是這個。臨終守護講究一體感，這個性質與性是相通的。因為容易招來誤解，我很少說。所以，剛才您談到跳脫衣舞之類等等，我非常明白其中的含意。

糟了，我們談到「嚴重」的主題了。是的，比男人與女人的肉體交融更深的交流，那就是與臨終守護相通的地方。把所有的一切交到你手上，這基本上就是一種性。肌膚的撫觸，心與心的交流，接著是裸袒相見。人死的時候，最好是一絲不掛；妳在做守護工作上，大約跟我有同感。

性這種東西，應該更自由才好。然而，對日本人來說，性似乎非有一半鹹濕的內容不可。啊，不對，應該說像我這樣好色的男人，我希望性有一半是鹹濕的，然後另一半是充滿自由的，性的兩面性無法簡單表達。

感官的世界正是人生的象徵，性的世界我們可以自由地描繪。為了達成另一半目標，我正在寫艱深難懂的書，不僅透過書的教化，還有加以法制化的責任。

被人罵成納粹殺人犯，依然不惜與對手周旋，我因此常被問何苦來哉？是要出來選舉嗎？哈哈，我當然不是為了選舉。我只是覺得現在的醫療體制有問題，而且是一百八十度地有問題。我想把日本的醫療制度還給患者，這項辛苦的工作，我依順序著書立說中。

見死不救是正好相反的辯證

● 您為患者從事運動，卻必須承受不可理喻的批評。

我的日常其實超悲慘。尊稱你叫醫師先生，看似崇拜你卻在背後捅你一刀。好在活到這把年紀，很多事也嚇不了我了，但我依然小心謹慎。從前，我對周圍的人帶有戒心，現在好一點了。

我在日本全國演講時，有讀者抱著書跑來要我簽名，出書時想說會不會有人跑來罵我，其實我從未接到讀者的抗議之聲。由此顯示，這個世界正一點一滴地在改變。

令人高興的是，現在醫院確實慢慢改了，當大家都覺得不對時，院方確實需要改進。感覺醫院有問題的醫師們，一個接一個地站出來，日本需要有人出來指出「國王沒穿衣服」，若到處有公民出來道出真相，日本的醫療體制就會完全改觀。

柴田女士開創善終守護師的工作，我曾在報上看到。我個人也認為臨終守護不需要醫生，臨終者只需要有柴田久美子在場就搞定了啦！哈，有個溫柔的居家照護師也行，總之醫生在場反而麻煩嘛！

● 誰在場都可以啊！呵呵，我說的不需要醫生是指，醫師在這個時候可以休息，獲得解放……。

有關這方面，醫生們很難理解在家臨終守護現場的實際情況。我甚至曾花兩個小時對醫師同業做說明，但他們依然不甚了解。不過，柴田女士，地方上的醫師會用異樣眼光瞧妳吧？哈哈。

他們會說，妳又不是醫生，人快死時跟他說「我來守護你」，但就只是待在那人身邊而已。陪在身邊不是人人的自由嗎？從前或許是由幫傭阿姨陪著，也就只是這樣而已。

● 說我「見死不救」嗎？可能因為我曾經「見死『不救』」過，所以才能為人做善終守護。其實，我若真的「見死不救」的話，根本不會陪伴在亡者身旁。

哇，見死不救，這不是正好相反的辯證嗎？啊，聽妳這麼一說，我也被人說過「殺人不償命」，被人說過「見死不救」。

說人家見死不救，喊他人殺人不償命的人，他們才是汙損了人性尊嚴的俗人。

柴田女士真是個奇人，能與我談論這種奇怪言論的人，現在幾乎沒有了。我們從頭到尾直來直往，對吧？

● 不、不，我很平凡。謝謝您的努力！

岩田千佳醫師分享身心融合醫療

我是專攻身心醫學的醫師，由於工作的關係與不少患者、同業成為朋友。在這當中，我常想健康是什麼？幸福是什麼？人為什麼要活著。一路走來，不免對我們現代社會的醫療體系產生疑問。

我經驗了很多醫療現場，急切地想知道什麼是生與死，想明白孤獨的本質是什麼，凡是已知的答案我都想知道。我這樣一直追求解答，後來我才發現嶄新的「認識方式」，而且用那種認識方式可補足現代醫療的缺失，這樣說不定就可形成新的醫療體系。

我在當「研修醫師」（受不分科住院醫師訓練的 PGY）時，遇到一位高齡女性在大學附屬醫院過世，是糖尿病引起併發症亡故的病例。當心電圖降至水平時，我們開始做心臟按摩，一直做著。當時我曾想，誰來決定可以停止心臟按摩，又根據什麼來下判斷呢？這個疑問就是我長期思索

「何謂醫療」的原因之一。

有一次我擔任一個高中女生的主治醫師，她常寫信給我，後來收不到信了，一問才知道，她因腎臟移植免疫抑制劑的副作用死了。我常想，她是在什麼樣的心情下接受移植？又用什麼樣的心情走完她年少的生命呢？

我自己也有過身體出狀況住院的經驗，出院後在家裡療養時，除了與家人說話外，與人談話的機會變得極少。同年齡層的朋友們大家忙著工作，跟他們聯絡徒然給人添麻煩。生病時，幾乎與世隔絕。那時我就想，這個時候要是有個人聽我說說內心的話，可能正是使我病情好轉的貴人。

我開始想當一名「聽話的醫師」

由於親身經驗，我開始想當一名「聽話的醫師」。後來我轉到高齡專科醫院工作，我在那裡接觸到的不僅是高齡患者，還有一些已無法做積極治療，進入慢性期的四、五十歲患者。這些患者們多數終日一個人在病房裡度過，這種人在病痛中的孤獨令我徒增無力感。

我個人希望能達到「全人的醫療」，這個志願讓我轉入身心內科工作。糖尿病高齡患者需進行飲食療法，但要他們一個人在家為自己做飯菜，基本上是有困難的。作為醫師在桌邊為患者說明胰島素指數，還不如陪患者一起做飯菜來得實際。

我的身心內科有很多年輕患者，她們當中有人是割腕自傷者，有的人則有飲食障礙。這些身心患者的病因通常被認為來自與母親的關係不和諧，但也有不少人是遭受父親的性虐待。

在家庭崩壞的社會現狀下，年輕病患反映了社會的病理。所謂「靈魂的痛苦」，不僅是死前發出來的心靈之痛，其實也包含著渴望知道自己活著的意義。疾病與壓力有密切的關係，傾聽及說出來可減輕壓力。已到了極限的家庭及社會若不改變，其實無法對因社會壓力形成疾患的人做根本治療。

心靈治療是關鍵

其後，我把心靈治療當作思索醫療議題的關鍵，甚至走訪心靈治療的最前線——安寧病房的發祥地英國。我在那裡訪問了臨終醫療先驅西西里・桑德斯（Cicely Mary Saunders）女士。見到桑德斯女士時，我學到了安寧病房最重要的是，陪伴者應有的態度及表現。

從英國回來後，我於住家通勤範圍內，找到安寧照護的醫院工作，於是就在那裡當醫師。

T是一名美麗的五十歲女性，她被醫生宣告乳癌末期、只有半年活命，為了緩和末期症狀而住進安寧病房。當時，她的癌細胞已轉移到骨骼、肝臟及肺部。為了減緩痛苦，讓她服用痲醉性止痛劑，後來內服止不住痛苦，只能從她大腿根部大動脈插管，做點滴止痛。

T胸腔積水導致呼吸困難，有時需要利用肋骨的細縫打入管子，抽出積水。當積水成功抽出後，她會露出笑容說「輕鬆多了」。她全身倦怠，全臉因類固醇副作用變成浮腫的月亮臉。

某日，T對我說：「如果您覺得我已經可以到另一個世界時，您要先在我耳邊通知我喲！」她用急促又淺小的呼吸，微弱地說出最後心願。

幾乎與宣告的時日相符，當聖誕樹點亮時分，在眾多親友的守護下，她走完了人生。

她生命最後的美麗烙印在我眼裡。當壽命到達終點時，我依照我們的約定，在她耳邊細語：「T女士，您可以放下了！」這時，T已無言，但我感覺與她合為一體，那時的空靈美好無法言喻。一會兒，她的心臟停止了，她努力活下去的美麗令人尊敬。

喪禮結束後，她的男友及妹妹來找我，送我一枝高級原子筆。他們說那是T生前選購的。當時他們的表情帶著爽朗襲人的春意。接受死的T，還有為她送行的家屬，一起完成了美滿的善終。可能是這樣，所以為大家帶來了春風。死造成肉體的變化，它換一種方式在世人心上留下更深刻的印記。

「孤獨病」這說法可適用於多數現代疾病

在癌症安寧病房工作時，我曾經驗了幾位患者的死亡。有些患者及他們的家屬，一直到死期已屆，還一直否定、拒絕死。其實，拒絕死的患者及他的家屬們，反倒於患者死後抱著遺憾離開醫院。

我常想，死到底是指什麼？醫生都可以開死亡診斷書，但問他們「理解」什麼是「死」，則要為之語塞了。

透過自己身體出狀況的經驗，以及與不同患者的交流，我發自內心感到在接受藥物治療之前，「心靈健康」才是最優先需要的。孤獨最影響人心靈健康，心的健康與身的健康相連，為了得到治病的效果，最少要把心保持在健康狀態。「孤獨病」這說法可適用於多數現代疾病，甚至還沒被診斷出疾病的許多現代人，都可以套用。

現代社會普遍感到孤獨，有人被稱為憂鬱症患者，也有人被稱為「繭居族」。某個角度來看，這些人只不過是起了一種「正常」反應。無論那是不是疾病，只要有一個人與自己深深共鳴，疾病即能獲得好轉的機會。身旁有個相知的人，其實是預防疾病的良方。

當醫師之前，我也有作為一個人的各種心靈旅程，而這些歷練都是為了讓我了解「孤獨的本質」。因為孤獨所引發的壓力導致疾病，一個人的苦惱得不到分擔，因此變得更孤獨。

我想解除人的孤獨。為什麼人都耽溺於孤獨中，孤獨難道沒有解套的辦法？要從本質上探討孤獨的原因，必須了解形成人際關係的社會體系，了解自己是誰？為什麼活著？這樣才能建構與他人之間的關係。若不這樣，內心一直不安恐懼，活在「當下」談何容易。

人是怎樣的存在，為了什麼而活著？活著與死去，到底是怎樣的一個狀態呢？生老病死的人生之苦，為什麼發生呢？

為了理解孤獨的本質，還有死亡的深層，我無意間與嶄新的「認識方式」邂逅了。

那是人腦部對外做出認識時，往往受制於腦認識局限所做的「認識盲點」，新的認識方法加以解構、重新再認識，把我們的人際關係帶向新起點。

醫界共同努力提供更好的臨終照護

醫師每天面對堆積如山的病歷，連與患者慢慢談話的時間都沒有，但他們卻扛下關乎病患死活的重責。擔任醫師是壓力很大的工作，在同樣感受到問題的同業中，我遇到與我想法一致的醫師，得以與他們日夜摸索新的醫療方式。我如今相信，活在當下的自己擁有無限可能，同樣也確信人類也有無限可能。

現在不僅跟同業，也與志同道合的朋友們攜手，期盼有朝一日實現「活在當下、令人興奮」的社會。讀了柴田老師的書、包括我這篇的文章朋友們，希望我們也有相逢的機會。彼此由心靈深處互相肯定人類所持有的尊嚴，如此就能構築一個有尊嚴的社會。

談到與柴田久美子老師的相逢，那真給我很大的衝擊。

「抱著你送行」這句話震撼了我的靈魂。因為這正是我一直在追求的，如何能解除人對孤獨及死的恐懼，「善終守護」一詞一次滿足了兩項要求。

凡被擁抱的人，能安心地活著，也能安心地死去。柴田老師所實踐的善終守護，是相當高段數的守護方式，柴田方式的普及成了時代救贖的任務。

柴田老師目前從事的工作正是我追求的理想社會結構的基本面，她的行動令人尊敬，柴田方式的實踐對我是一種鼓勵。

柴田老師所追求的社會，正是我所追求的社會，但願溫暖社會早日實現。

跋

生死相繫相連

當我們凝視藍海、仰望高山，或為臨終者做守護時，我總是會想起聖·修伯里在《小王子》裡說的：「重要的東西是眼睛看不到的」。

當一生最重要的人離世時，我們的心因此空虛黯淡。雖然再也不能相見了，但當我們遙望星空，思念的人的音容談笑將再度浮現，深深撫慰著我們的心，也給我們活下去的力量。

活著的人，因亡者而得生；而亡者，也因生者而繼續存活。

「生與死」或者「死與生」，是相繫相連的，因此，我們守護著即將逝去的人，擁抱撫慰他們到最後一刻，這是無比重要的一件事。我今後依然會學習春風般的溫柔，繼續從事善終守護師的工作。

有一次我演講結束後，有位女性安靜地舉起手問：

「我父親直到死前都拒絕用尿布，只好用房內簡易便盆，但每次抱他下床如廁真的覺得滿辛苦的。那種辛苦的意義，聽了演講後，我有些明白了。父親是希望我抱著他吧？父親想把他的溫暖留給我吧？我感覺父親的溫情還留在我手腕上呢！」

她臉頰上泛著淚光這樣說。

即將逝去的歸人會顯示給我們莊嚴及慈愛。在這條守護師之路，我仍在修行、前進中，我多麼希望把臨終剎那的光芒轉交給其他人。感謝一直支持我的家人，支援平安之家的朋友，也感謝來引導、鼓勵我的眾多有緣人。

也要謝謝為了此書，撥冗接受訪問及邀稿的長尾和宏醫師、岩田千佳醫師。他們的經驗心得讓這本書更有價值，我由衷感謝。

但願所有人到人生最終，都能踏上幸福的歸路。

善終守護師
看取り士

柴田久美子／著
洪金珠／譯

總 編 輯　夏瑞紅
文字編輯　言宇召
封面設計　張士勇
內頁編排　吳宏信
行政編輯　謝依君

發 行 人　梁正中
出 版 者　正好文化事業股份有限公司
地　　址　台北市復興北路 313 巷 31 號
電　　話　（02）2545-6688
網　　站　www. zenhow.group/book
電子信箱　book@zenhow.group

總 經 銷　時報文化出版企業股份有限公司
電　　話　（02）2306-6842
地　　址　桃園市龜山區萬壽路二段 351 號
製版印刷　中原彩色印刷事業股份有限公司

初版一刷　2019 年 4 月
定　　價　320 元

ISBN: 978-986-97155-1-5
國家圖書館出版品預行編目（CIP）資料

善終守護師 / 柴田久美子著 ; 洪金珠譯 . -- 初版 . -- 臺北市
: 正好文化 , 2019.04
面；　公分
譯自 : 看取り士
ISBN 978-986-97155-1-5(平裝)

1. 安寧照護 2. 生命終期照護 3. 生死學

419.825　　108004199